1万本治療した名医が実証した

長生きインプラント

歯学博士・日本橋インプラントセンター所長
玉木仁

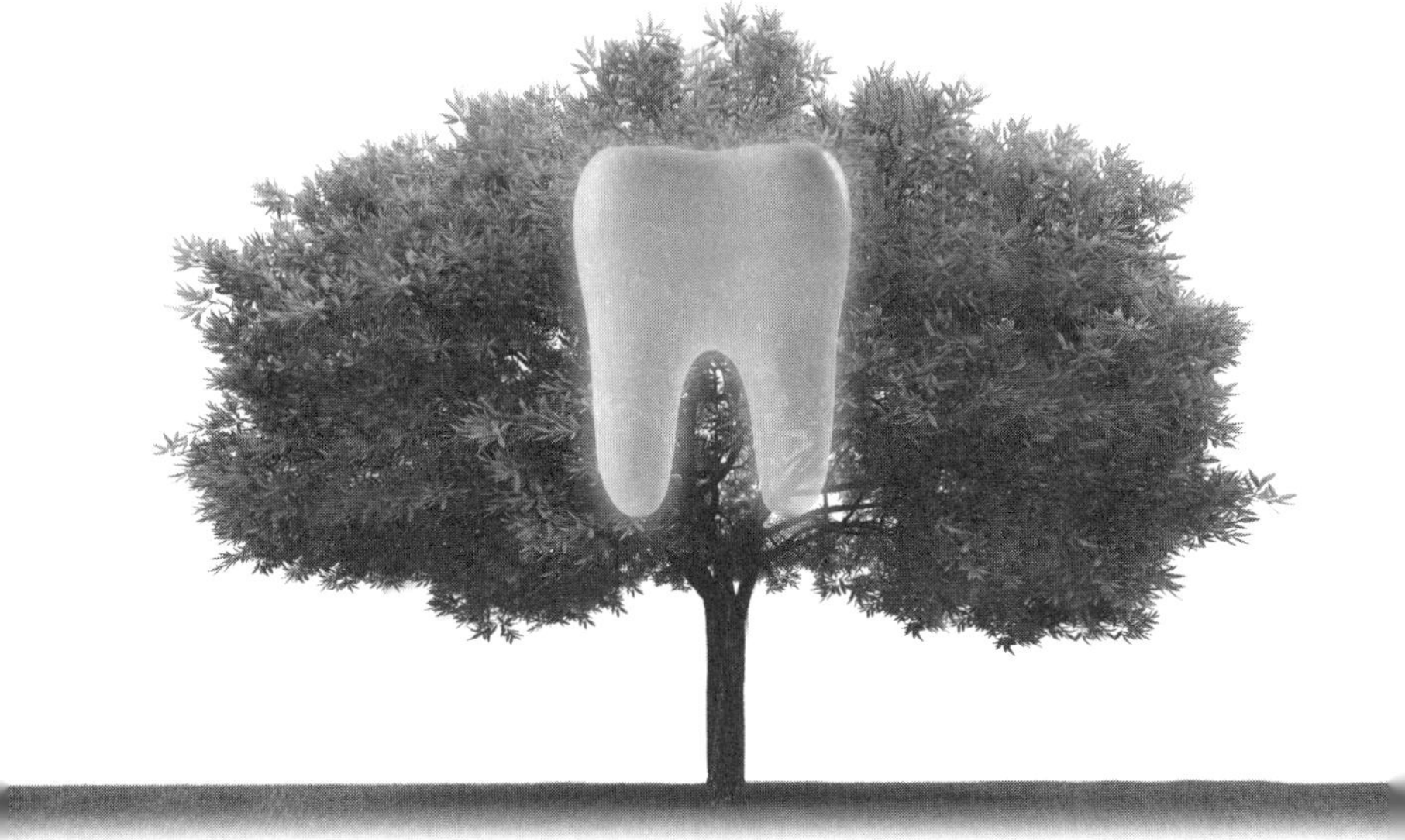

YUSABUL

装幀　米谷テツヤ
本文デザイン　白根美和
イラスト　新井潤平

予防とインプラントは車の両輪
——快適な生活を送るために

はじめに

皆さんはじめまして。歯科医の玉木仁と申します。

さっそくですが、歯を削ることで歯の寿命が短くなり、自分の歯を失うことで健康寿命が短くなるのを皆さんはご存知でしょうか。

また、歯医者さんで歯を削ると言われたとき、疑問に思ったことはありませんか？　なぜ、歯を削る必要があるのでしょうか？　虫歯だから削るのはしょうがないとおっしゃるかもしれません。しかし、歯を削ったらまた生えてくるでしょうか？　そう、2度と生えてきません。歯が爪みたいに切っても生えてくるのでしたら何回削っても（治療しても）よいでしょう。しかし、残念ながら1度削ってしまった歯は元には戻りません。

そして、1度削ってしまった歯は神経を取ることになったり、また非常にもろくなり、最終的に抜歯に至ってしまう可能性が高くなってしまうのです。また、歯を失うと噛む力が弱くなり、数々のデータが示すように健康寿命（寝たきりにならず元気に過ごせる期間）まで短くなってしまうことがわかっています。そのような理由から削る・神経を取る・歯を抜く治療はなるべく回避すべきと私は考えています。

自分の歯で噛むということは、人間が生きていくために非常に大切なポイントです。重要なことは歯を失わないように、普段からブラッシングなど予防をきっちりと行うこと。欧米では歯科治療費が高いこともあり、日常生活における一般家庭での歯に対する健康意識が高いのが当たり前です。結果として年を取っても入れ歯を入れなければいけない人は日本に比べて少ないのです。

反対に日本では虫歯になっても安価に治療が受けられるため、予防の意識が低くなっているように感じます。そのため治療費の高い海外と比べて逆に安易に何回も治療して、早くに歯がなくなってしまう人が多くなっているのです。それが海外と比較した寿命と健康寿命の大きな差にもつながっていると私は考えます。

歯医者には一生治療に行かなくて済むのが1番です。

しかし、予防を怠ったり、事故やけがにより不幸にも歯を抜くことになることはあると思います。そのような場合、他の歯を削らずに健康な歯のままで保つ方法、それがインプラント治療なのです。

ではなぜ、インプラント治療が最善なのか？　詳しくは本文中で説明しますが、ブリッジは健康な歯の両側を削らなくてはならないし、入れ歯は違和感を感じることが多く、バネをかけている歯を失う可能性が大きいです。結果として1本の歯を治療するために健康な歯まで失ってしまうリスクが高いのです。

インプラント治療は他の健康な歯を削らずに、治療することが可能です。そして、自分の歯と同様に噛むことができます。私はインプラント治療の研究に25年を費やし、4000人以上（インプラント埋入10000本以上）の患者さんを診てきました。20数年の症例経過を見ると、インプラント治療の方が圧倒的に歯は残ります。

つまり、生活の質を向上させるのは「予防」、そして「インプラント」と言っても過言ではありません。日々の積み重ねが100歳になっても何でもおいしく食べられることにつながると私は考えます。

しかし、私は何が何でもインプラントと勧めることはありません。

なぜなら、マスコミにもよく書かれているようにインプラント治療によるトラブルは今でも多いのが現実だからです。

最近、インプラント治療を安価で行う歯科医院が増えています。しかし、よく考えてみてください。インプラント治療はれっきとした外科手術です。安かろう悪かろうの治療を受けてしまったときのリスクは非常に大きなものです。費用が安く抑えられたとしても、経過が悪ければ意味がないのではないでしょうか。そうならないためにはしっかりとした検査をした上で、知識とよい経過の症例数が多い先生を探すことが大事になってきます。安易に下調べせず治療するのは危険な行為です。

インプラントを埋入することで快適な生活を送るはずが、知識の少ない研鑽を怠っている先生が手術をすることで泣き目を見る場合もあります。

また、インプラントは入れればよいというものでもなく、治療後の丁寧なメンテナンスが必要なのです。腕のよい先生が治療しても患者側が日々の予防とブラッシングを怠ると歯周病（歯槽膿漏）が進んでしまうこともあります。

つまり、インプラントとは医師側、患者側の協力があって初めて快適な生活が成り立つ治療法なのです。患者側でやるべき大切なことは毎日の丁寧なメンテナンス。日々のブラッシングはインプラントを保つ上で欠かせません。丁寧に日々のブラッシングを心がけていれば、インプラントは自分の歯のように20年でも30年でも保ちます。それが他の健康な歯を維持させることにもつながります。

私の信念でもある「予防とインプラントは車の両輪」とはこのようにインプラントを結果として口腔全体の健康維持につなげるという意味です。

歯を抜きましょうと診断され困っている方、すでに歯がなくてお困りの方、現在、インプラント治療をご検討している方にぜひ読んで頂きたい。正しいインプラント治療とは何かをお伝えすることによって国民の健康に寄与したく本書を記しました。

この本を手に取った皆様の健康寿命が延びることを願っております。

日本橋インプラントセンター所長

玉木　仁

重度の虫歯のため歯がボロボロになってしまった 30代女性のインプラント治療前と治療後

正面

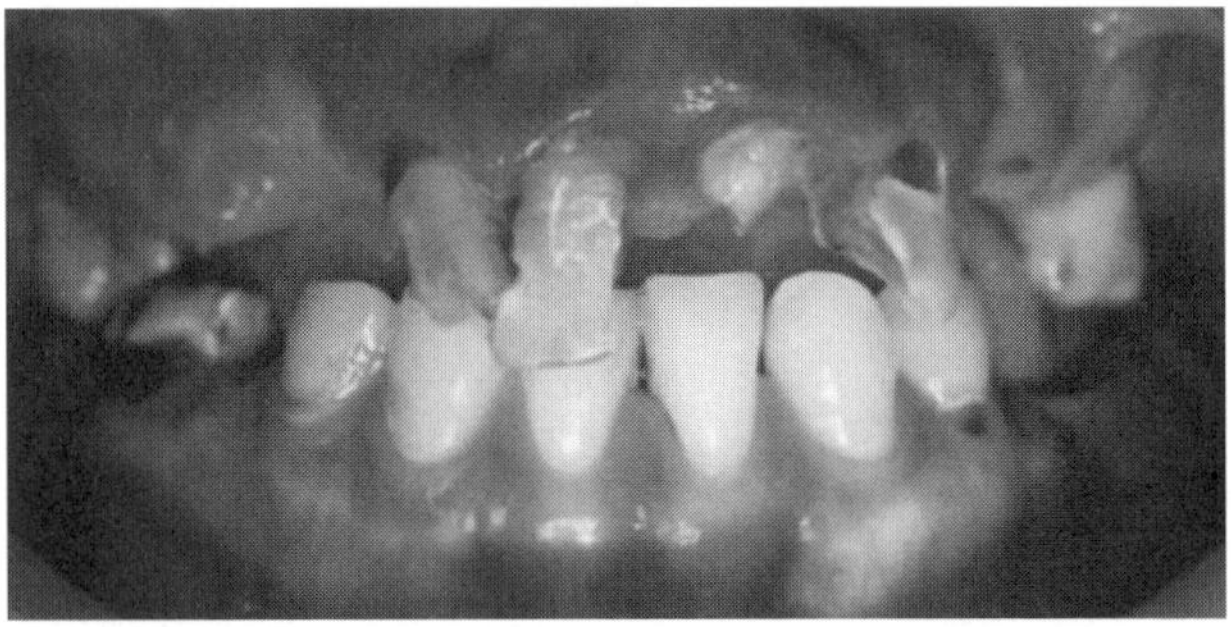

治療前

↓

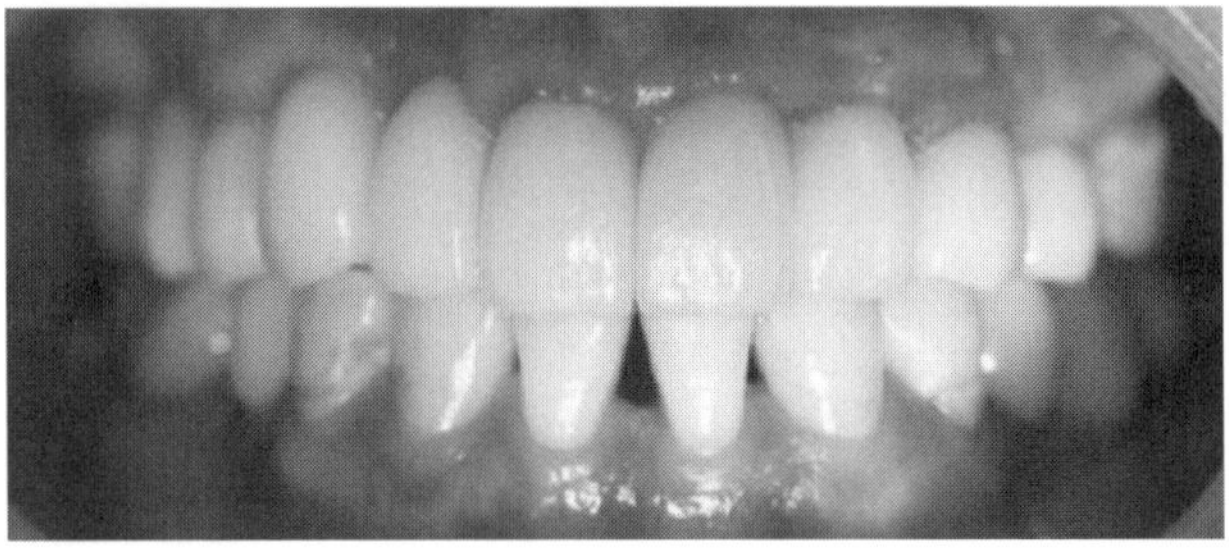

治療後

※術後は大きく口を開けて笑えるようになった

下顎咬合面

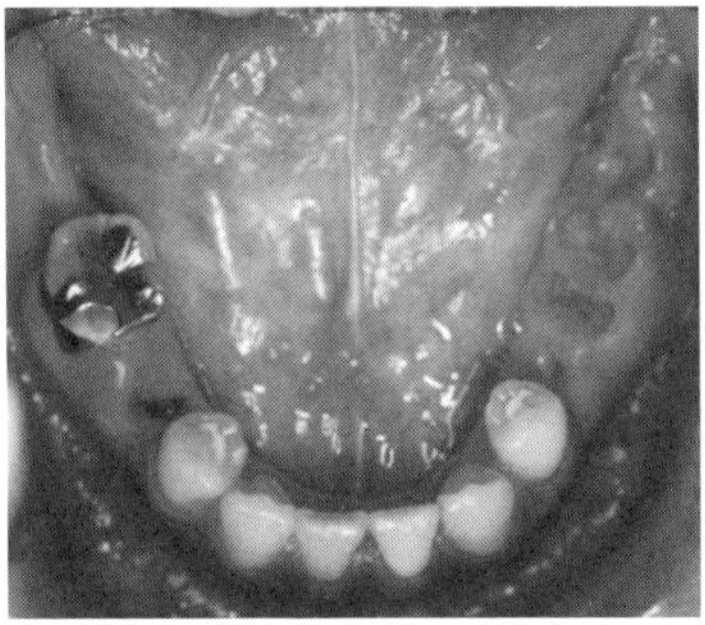

↓

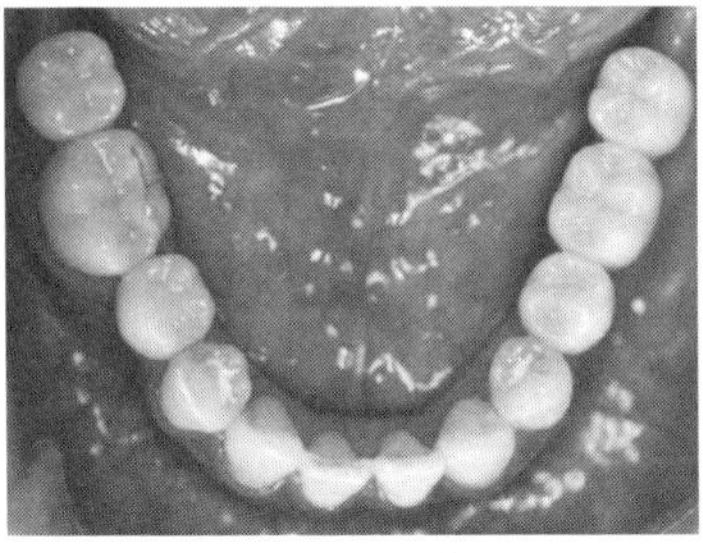

上顎咬合面

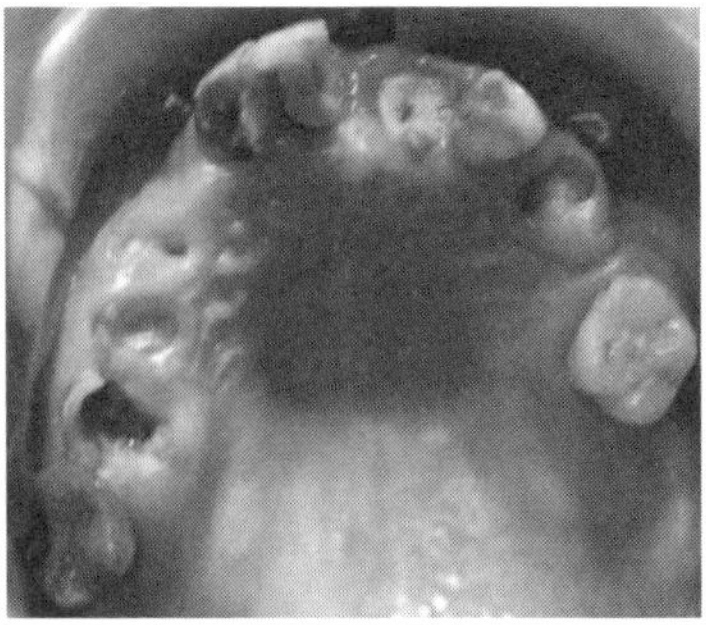

↓

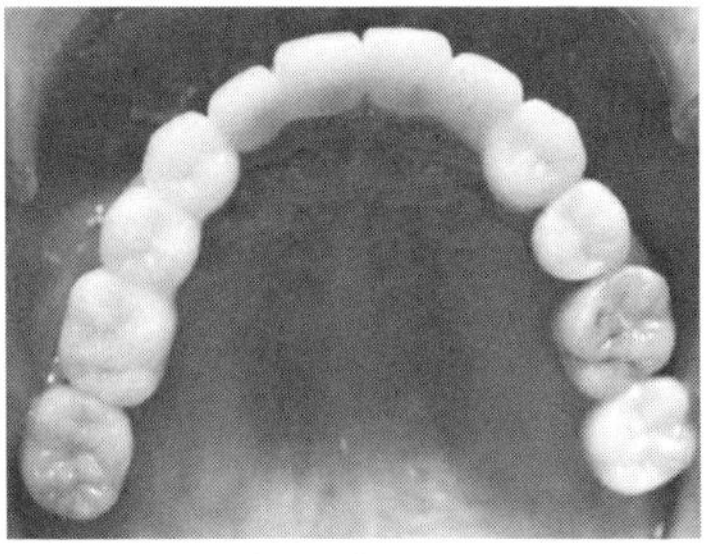

※入れ歯と違い、インプラントは自分の歯と同じように物を噛める

目次

第1章
日本人の歯がなくなってしまう理由

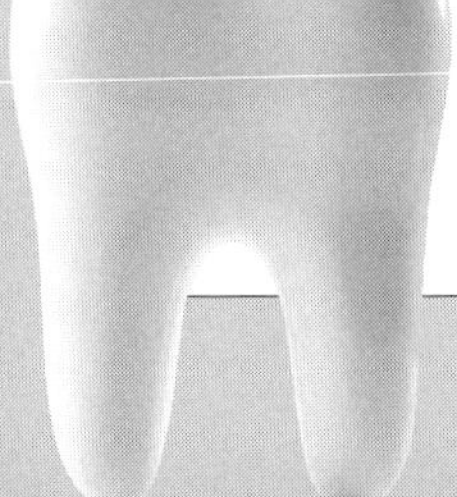

歯がなくなる原因とは？

インプラントについて話をさせて頂く前に、私がもっとも重要視している「歯の予防」についてお話ししたいと思います。

高齢者の歯の残存本数は欧米と比べて2～3分の1とも言われています。

皆さんはなぜ歯がなくなってしまうのかを考えたことはありますか？　恐らく大半の方はあまり深くは考えずに、年齢のせいだと思われているのではないでしょうか。

歯がなくなる大半の原因の第1位は歯周病、次いで虫歯です。

虫歯や歯周病になってしまい、我慢できずに歯医者さんへ行くのが日本では当たり前です。しかし、残念ながら痛くなってから歯医者さんへ行ってもほぼ手遅れです。なぜなら、その時点でほぼ削ったり神経を取ったりせずに治療することは難しい状況になっているケースがほとんどだからです。

また、削ったり抜歯する治療のほうが歯科医の収入として実入りがいいので、削らなくてもいい歯まで削ってしまうという日本の保険治療の問題点も指摘されています。

そのため、治療のために歯医者に行くことがかえって歯の寿命を縮める結果になっているのです。

なぜ、痛くなってから歯医者に行っても意味がないのか？　この機会に真実を知って頂き、皆さんの歯が丈夫なまま100歳まで健康でおいしく食べることができる方法をお教えしたいと思います。

歯がなくなる原因は、1本の歯を削ったから？

なぜ私は歯医者なのに「歯は削ってはいけない」と主張しているのでしょうか？

実は、歯を削ることでその歯の寿命が短くなってしまうのです。なぜなら歯を削るとそこに密封する形で必ず歯科材料で蓋をします。しかし、歯と詰め物の間に境目ができてしまうので、そこが再び虫歯になる可能性が高くなります。

その結果、1本の歯を削ることが2回、3回と歯を削ることにつながり、もろくなっていってしまうのです。当然、何度も削れば神経にも近づいてくるので痛みが出て、根っこの治療〈神経除去〉になります。根っこの治療になり神経を抜いてしまうと歯はさらにもろくなり、歯を抜くまでの期間が短くなってしまうのです。

歯を削ると詰めたところの境目から再度虫歯になりやすくなる

⬅

再び同じ歯を深く削って詰め物する

⬅

何回か繰り返すと虫歯が神経に到達し、しみてくる

⬅

しみてくると神経を取ることになる

⬅

神経を取ると歯がもろくなり歯ぎしりや硬いものを噛んだ時に割れやすくなる
あるいは根の先に膿がたまり、化膿してしまう

⬅

最終的に抜歯の対象になってしまう

虫歯進行図

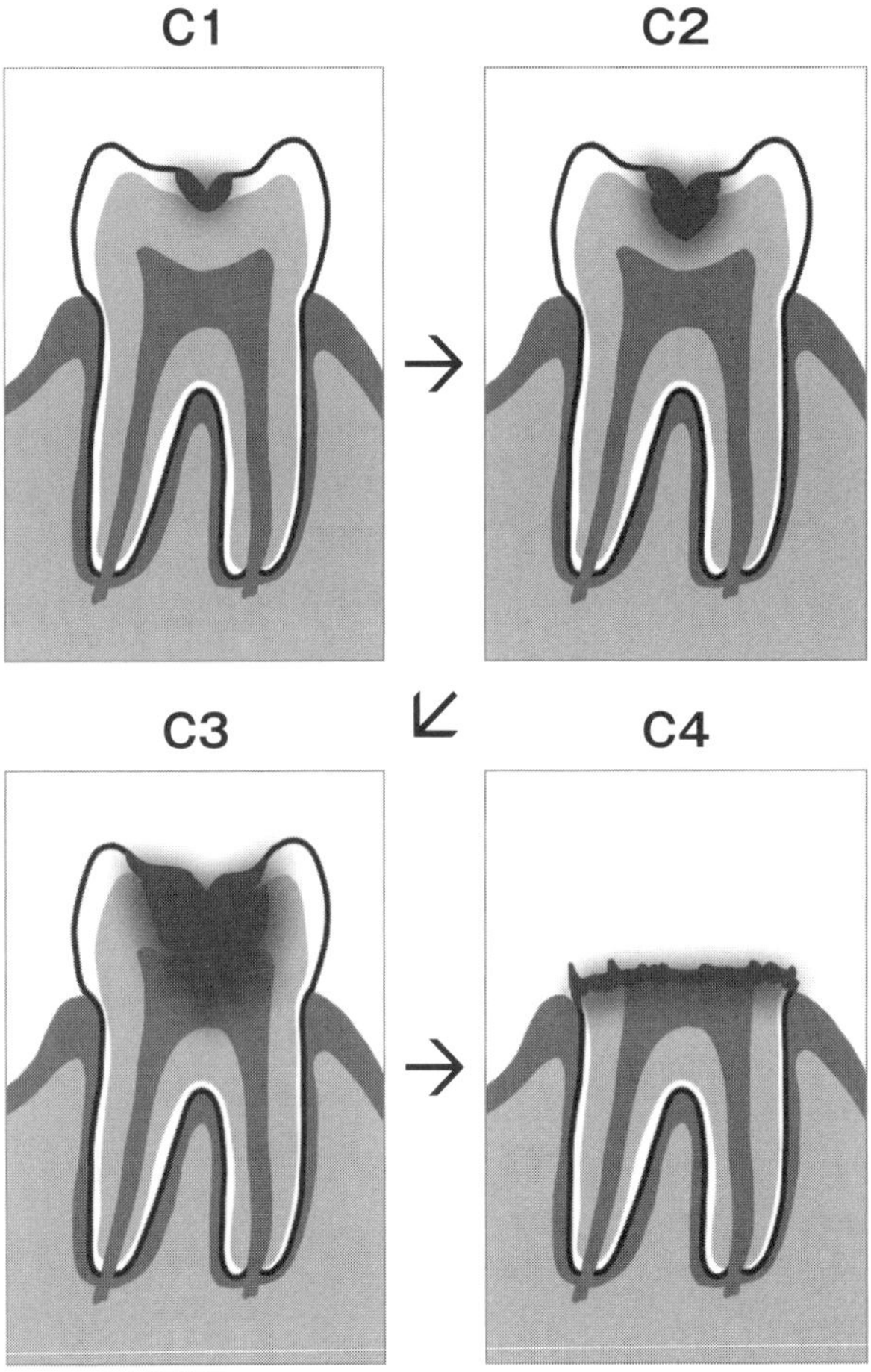

このような経路をたどり、歯の寿命は短くなっていってしまいます。すなわち抜歯に至ってしまうということです。

また、あなたは歯医者に「虫歯なので削りましょう」と言われたときにその虫歯の大きさを見たことがあるでしょうか？

虫歯はすぐに削らなければと思っている方が多いと思います。確かに大きな虫歯でしたら早めに処置したほうがよいのですが、ちょっとした軽度の虫歯であればブラッシングを徹底的にすることで進行を抑えることができます。

歯はエナメル質、象牙質、歯髄という組織で構成されています。虫歯が深くなると内部の象牙質や歯髄は柔らかいので進行が早まってしまいますが、表面を覆っているエナメル質は硬いので軽度の虫歯ならば進行を抑制することができるのです。

歯医者なら誰でも知っていることですが、エナメル質表層の点状の虫歯でしたら日々の丁寧なブラッシングと定期健診による進行の経過を診ることで削らなくても虫歯の進行は止まります。

ではなぜ歯医者はブラッシングよりも歯を削ることを勧めてしまうのでしょうか。

そこに日本の歯科医療の問題が指摘されているのです。

歯の構造図

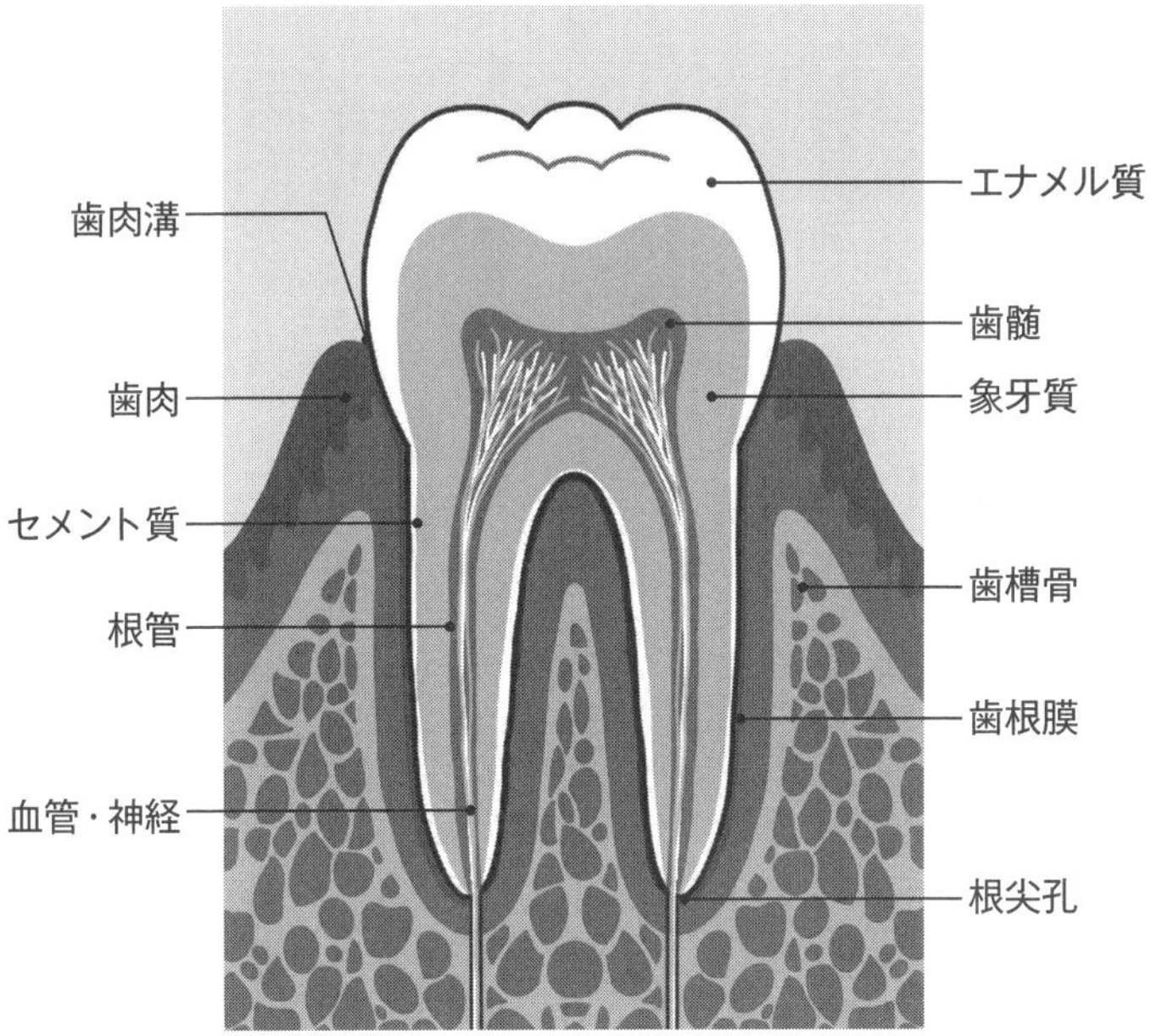

日本の歯科医療の問題

日本の医療機関では保険診療が中心です。ただし、日本の保険は疾病保険と言って病名がついて、悪くなってからでないと使えない保険です。つまり歯科医も何かしらの病名がつかないと治療することができません。その病名に沿って治療を進めていかなければならないのです。

それゆえ今の保険制度では予防は行えないということになります。予防が保険で行えないと結果的に悪くなるまで放置しておいて、虫歯にしても歯周病にしても悪化してから歯医者さんへ行くという形になります。本来普段の生活の中できちんと歯の予防を心がけていれば防げる虫歯や歯周病が減っていかない。これが日本の保険制度の構造上の大きな問題点です。予防に重点を置かないがゆえの悪循環に陥ってるのです。

世界で歯科医療が保険適用なのは北欧を除けば日本とイギリス、ドイツそれに韓国、台湾くらいです。ドイツや韓国、台湾も保険適用とはいえ半分しか保険適用にならないので、ある意味、世界で日本が1番治療費負担が少ないのです。イギリスは歯科で保険が適用されていますが、保険適用の治療の質が悪いのであまり使われていないと言われています。

話を戻しますと、安価に治療が受けられるがゆえに予防をおろそかにしてしまい悪くならないと歯医者に行かない。その結果、日本人の歯の状態は他の国と比べて格段に悪いのです。

最近では予防歯科医院も増えていますが、まだまだ患者さんには受け入れられてないのが現状です。

予防歯科は本来は保険適用外です。それゆえ保険を使って歯科医院へ行っていた人は「虫歯にもなってないのにお金を払うなんて」と予防にお金をかけることに対してむだと感じてしまうかもしれません。

しかし、長い目で見ると悪くなったら保険診療で治療をくり返し、歯の寿命を縮めてしまうより、予防歯科で虫歯にならないようにメンテナンスをしたほうがトータルコストは安いのではと私は考えています。さらに日常の生活において虫歯や歯周病にかからないよう予防に努めることにより、高齢になっても歯が多く残るというメリットづくしなのです。

長寿高齢化の日本では虫歯になったら治すという考え方ではなく、健康な歯を保つという考え方が主流になっていくべきだと私は考えます。日本の医療保険（疾病保険）には頼らず、日々の生活の中で歯の健康に気を付けることにより、ご自身の健康な歯を維持することができるのです。それがいくつになっても自分の歯でおいしく何でも食べられる元気の源になるのではと感じます。

歯科医は歯を削れば削るほどお金になる？

日本の保険は疾病保険であることは前述しましたが、実は、歯科医は出来高払いなので歯を削れば削るだけ、補綴（詰め物などの治療）の治療をすればするだけ収益が入るシステムになっています。

収益が入ると言いましても医科に比べて歯科の保険点数はかなり低いのです。その収益が微々たるものなので、少しの虫歯でさえも削り報酬を増やそうとする歯科医も存在します。それに加えて、現在の保険制度では多くの人数を診ないと経営が成り立たないので治療の質が格段に低下しているのが現状なのです。

信じられないかもしれませんが、残念ながら中には報酬を少しでも増やすため保険の不正請求をしていたり、削らなくてもよい健康な歯を削る倫理観が欠如している歯科医もいます。そのことによって歯科医師が信頼されなくなってきているように感じます。

現在の日本の歯科保険制度は、真面目にやっている歯科医ほど収益が少なくなってしまうのです。そのため海外と比較して、削って詰め物をするなど収益につながる治療を1日に10倍も多く数をこなしているのが現状です。それ故、質が落ちてしまっているのです。

日本の医療技術は海外でもトップクラスですが、国の医療費削減が命題ということもあり歯科医の収益源である保険点数は低く抑えられています。また制度疲労を起こしており必要なところに点数が低く抑えられていて、必要ないところを保険でカバーしている気がしています。例えば命に関わる治療に保険が適用されるのはうなずけますが、ちょっとした虫歯の歯科診療にまで保険が適用されているのには疑問があります。本来は、予防すべき歯科医療を保険診療にするのではなく、歯の治療で最も優先されるべき歯痛と歯根の治療のみ保険でカバーすべきだと個人的には考えています。

話を戻しますと、このような仕組みについて患者さんも詳しくない方が多く、治療については歯科医に任せるしかないので、言われた通りに削ってしまうわけです。

このように日本では保険制度ゆえに、患者さんも症状が悪化したときにしか歯科医院へ行かないので、削る治療が当たり前になっているのです。そのため治療をむだにくり返し抜歯までの道のりがどんどん縮まっているのが現状なのです。

現在の日本で、歯を残すための予防が普及していない理由がおわかりになりましたでしょうか？　世界でも歯の予防に対して水準の高い北欧の国では、学校の授業で予防歯科について習います。そのため国民全体の予防に対する意識が高いのです。それが国全体の歯の健康寿命の高さにつながっているのです。

日本の保険制度もせめて治療よりも「予防指導によって虫歯の本数を減らしたら保険給付する」という形にすれば国民全体の歯の健康が向上するのではないかと思います。それが高齢化社会を迎える我々にとって必要なことではないでしょうか。

しかし、それはすぐには解決できないことなので、せめて本書を読んでいる皆さんは安易に歯医者に行かずに予防には正しいブラッシングが1番の安全策であることを知り、虫歯にならない生活を心がけて頂ければ幸いです。

歯の正しい予防法とは？

歯科医師の仕事の中で1番大事で、1番評価に値することは「患者さんに正しいブラッシングの習慣を身につけさせることである」と私は言い切ります。

虫歯や歯周病を悪化させないためには、自身で日々のブラッシングを徹底することです。また自宅では取れない歯石を取ったり正しく歯を磨けているか確認するためには歯科医院での定期検診が有効です。

ちなみに、口の中には菌が300〜400種類いるのをご存知ですか。

人は毎日食事をとるため、日々のブラッシングは欠かせません。特に炭水化物（甘いもの）が好きな方は磨くことにより虫歯を作りやすい口腔環境を改善することができます。また歯周病の進行を食い止めることにもつながります。

なぜ歯周病を食い止める必要があるかというと、歯周病は残念なことに重度に進行してしまうと治ることがありません。つまり、歯を残すためには現状維持することが大事なのです。現状維持するのはそんな難しいことではありません。徹底した日常的なブラッシングと歯石除去などを目的に定期検診に行けばよいのです。

そもそも虫歯や歯周病にかからないように予防できれば、治療法で悩む必要もなく歯がなくなることを心配することもありません。痛くなってからの受診ではすでに手遅れなのです。意識を予防に向けることで健康な歯を保つことができ、治療にあてる時間や治療費も大幅に削減することができます。

歯が抜けるようなことになった場合のインプラント治療費が例えば1本40〜60万だ

とします。予防歯科で定期検診年に2回で2万円と多めに見積もっても30年で60万円。半年に1度のペースで検診をすれば歯周病の進行も抑制できますし、虫歯もできにくくなります。

日々の生活できちんとしたブラッシングができていれば、定期検診も数年で1回程度でもよいかもしれません。結果的には予防に注力した方が安上がりですし、いつまでも健康的な歯を保てるのでいいことづくめだと思うのですがいかがでしょうか？

ちなみに症状が悪化してから治療に通うというスタイルだと結局何回も歯医者に通うことになります。本書を読んでいる方の中にも数年に1度は歯医者で虫歯が見つかり、その治療のために数回は歯医者に通うということを繰り返している方が多いのではないでしょうか？　1回あたりの治療費は安くてもトータルで考えると結構な治療費を払っていませんか？　それで虫歯が完治すればよいですが、前述した通り、長い目で見れば抜歯への速度を速めているだけです。

予防に使うその出費を高いと思うか、安いと思うか？　欧米で歯をとても大事にする方は、予防にコストをかけて定期検診に通うのが当たり前なのです。

余談ですが欧米では、歯科衛生士だけで予防の歯科医院を開業できる国もあります。それだけ治療よりも予防に重点が置かれているのです。残念ながら今の日本では、歯科衛生士は歯科医師の下でしか働くことができませんが、実は口腔内衛生のスペシャリストである歯科衛生士の仕事は予防という観点からは非常に重要な役割を果たしています。

1度専門知識のある歯科衛生士がいる歯科医のもとでブラッシング指導を受けるだけでも虫歯になってしまう確率はぐっと下がると思います。

ぜひ正しいブラッシングで歯を大切に予防しましょう。

高齢者の方に聞くと、老後に困るのは目と歯だと答えています。考えてみてください。物を食べるというのは生きていくためにとても必要不可欠なことです。当院には80歳を過ぎても、たくあんでもおせんべいでも、なんでもおいしく楽しく食べられている元気な年配の方が大勢おります。

歯がなくなる経違

欧米	日本	
自己負担	疾病保険で３割（病名を付ければ保険適用）	歯科医療
予防のために行く	痛くなったら行く	国民の意識
歯が残る	抜歯になる	歯の状況

いくつになってもなんでも噛める丈夫なご自分の歯を保っている方は、高齢でも非常に元気なのです。

第2章

歯を失った場合の3大治療法とメリット・デメリット

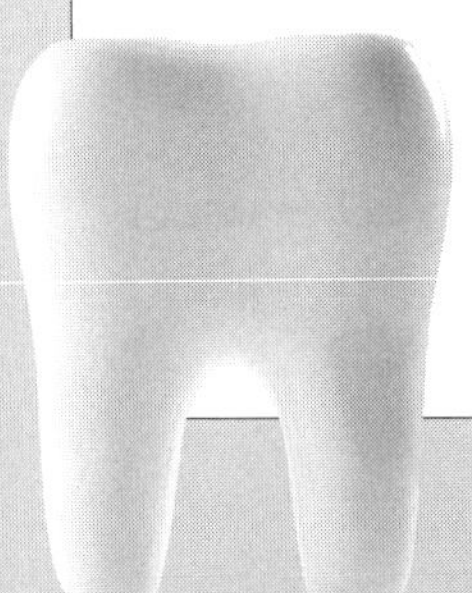

不幸にして歯を失ったときの治療法

どんなに予防に力を入れていても、けがや交通事故、またはうっかり固いものを噛んでしまったせいで歯を失ってしまうことがあります。

例えば不幸にして1本歯がなくなりました。その歯の前後がもし健康な歯だったら、あなたはどのような治療を受けますか？

歯がなくなると見た目はもちろん、物が上手に噛めずに歯がある反対側で噛もうとします。すると反対側だけで噛もうとするので、そちら側の歯が痛くなったり、また噛んでる側のあごが痛くなってしまったり、顔もどんどんゆがんでいきアンバランスになってしまいます。

口腔内だけでなく全身のバランスにも支障が起きてしまいます。例えば、噛み合わせが悪くなると食べ物をしっかりと咀嚼できず消化器系への負担、唾液分泌の減少、老化の進行、あご骨の退化、頭痛を引き起こしやすくなると言われています。それ以外にも、固いものや美味しいものが食べられない、はっきりと喋ることができない、大口を開けて笑えない、性格が暗くなるとも報告されています。

また、歯がないことで上の歯は下に、下の歯は上に動いて伸びてしまいます（挺出という）。また、抜けた歯の隣りの歯が傾斜してしまったりもします。そうなってしまうと、治療するにしても噛み合わせが合いにくくなっていきます。ですから、歯が抜けたら歯またはその周囲に変化が起こってしまう前に早めに処置することをお勧めします。

歯科医によって、良くも悪くも判断や治療方法は異なります。通常このように1本歯が抜けた場合、①ブリッジ（橋渡しの歯）②取り外し可能の入れ歯　③インプラント　という3つの治療選択肢があります。

歯科医によってはインプラントをやっておらず、初めから選択肢に入っていない場合もありますが。それではこのようなケースで一般的に受けられる3つの治療には各々どのようなメリット・デメリットがあるのか？　それをご紹介します。

ブリッジは両隣の歯を削ること及び、冠（義歯）を被せることで連結されています。そのため境目から虫歯になるケースが多く、清掃不十分で歯周病にもなりやすくなります。削ってしまうため後々、健康だった両隣の歯までも失う可能性が高くなってしまいます。

部分入れ歯は固定するために残っている歯にバネをつけるので、出し入れする際に圧力がかかってしまいます。そのためバネをつけた歯の方に力がかかってしまい、歯を失う可能性が高いです。

ブリッジ、入れ歯は次第に歯がなくなってしまう？

また、入れ歯を装着すると次第にあごの骨が痩せてしまいます。噛むときの刺激がうまくあご骨に伝わらず退縮してしまうのです。あごの骨が痩せると噛み合わせが悪くなったり、顔の筋肉が衰え、見た目も老いて見えるようになってしまいます。それゆえ、口内の形状が変わってしまい、次第に入れ歯が合わなくなってしまう可能性が

抜歯後の主な治療方法とメリット・デメリット

❶ブリッジ

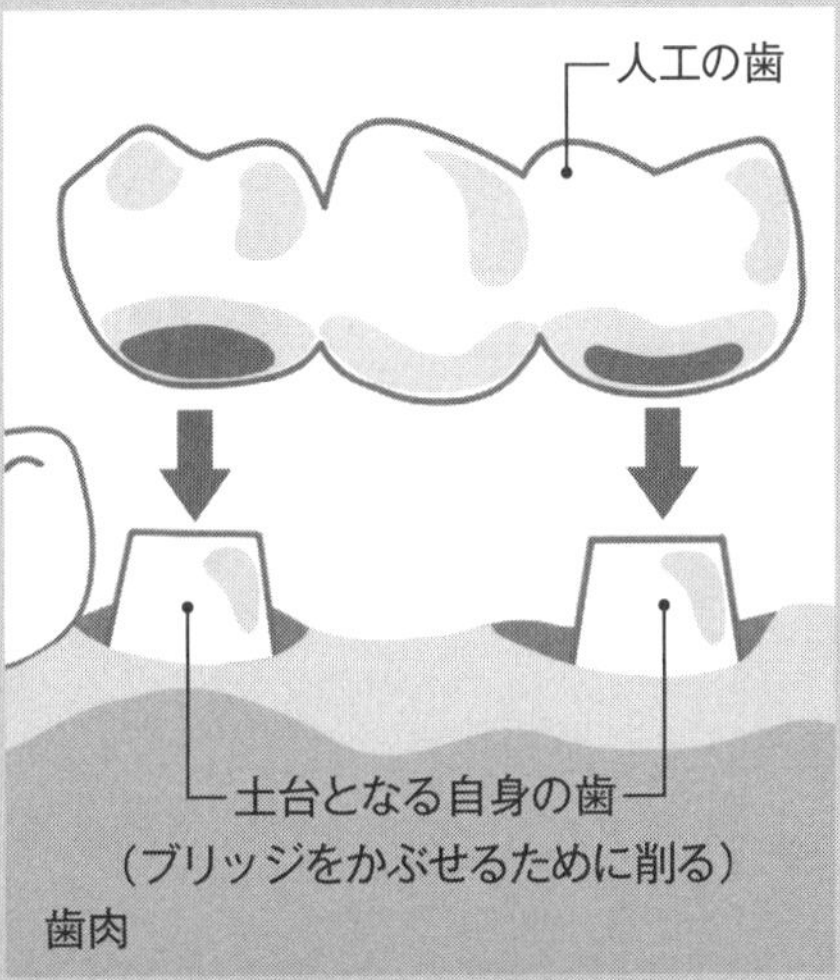

ブリッジの構造

長所

- 保険適用診療でできるので安価である
- 治療期間が短い
- 適応があればよく噛める
- 費用をかければ見た目の仕上がりもよい

短所

- 両隣の健康な歯を削らなければならない
- 削った歯が虫歯、歯周病になりやすい
- 歯の抜けた部分の骨が次第にやせていく場合がある
- 発音に問題が生じる場合がある

❷入れ歯

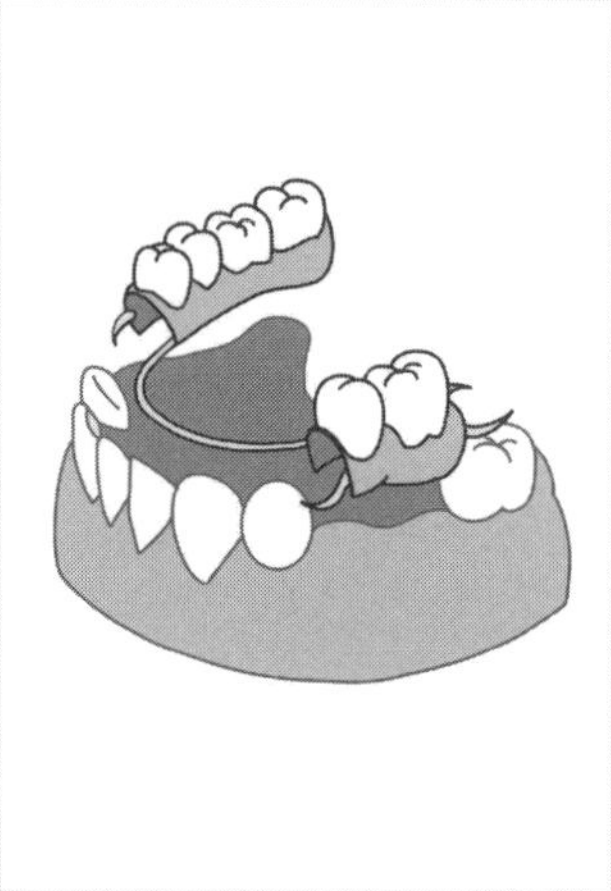

部分入れ歯

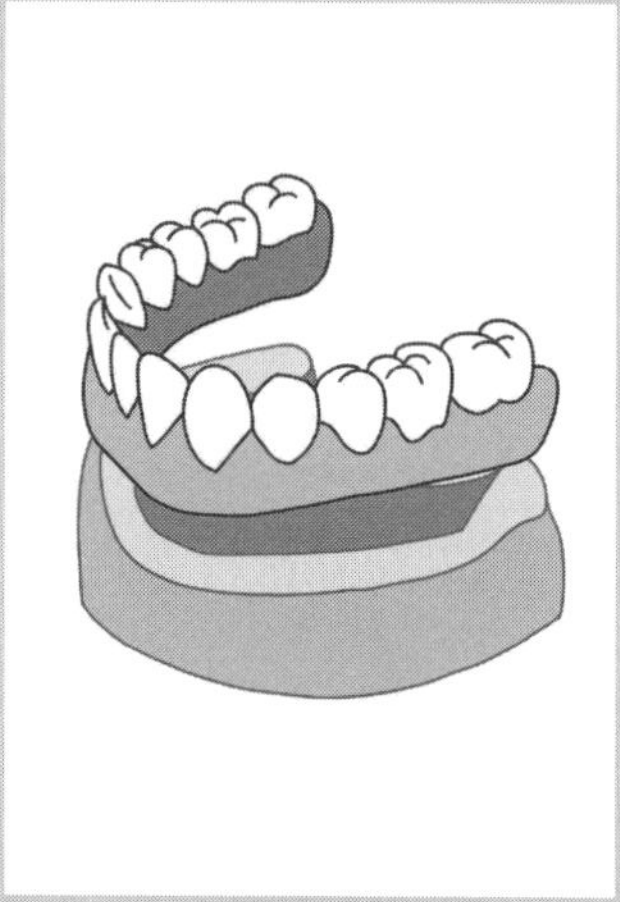

総入れ歯

長所

- 治療期間が短い
- 比較的簡単に安価で
治療が受けられる
- 歯をあまり削らなくて済む
- 取り外せて清掃しやすい

短所

- バネを掛けている歯を失う
可能性大
- 噛みにくい
固いものが噛めない
- 違和感が大きい
- 見た目が悪く発音もしにくい
- 取り外しが煩雑
- あごの骨がやせてしまう

※取り外し入れ歯にするとバネの掛かっている歯が揺れやすく4〜5年以後に抜歯になってしまう可能性が高い。
※入れ歯はガン危険因子ともされています。入れ歯を入れると口腔粘膜表面にできる扁平上皮がんの危険性を高めるという研究結果も。（新潟大学の研究による）

❸インプラント

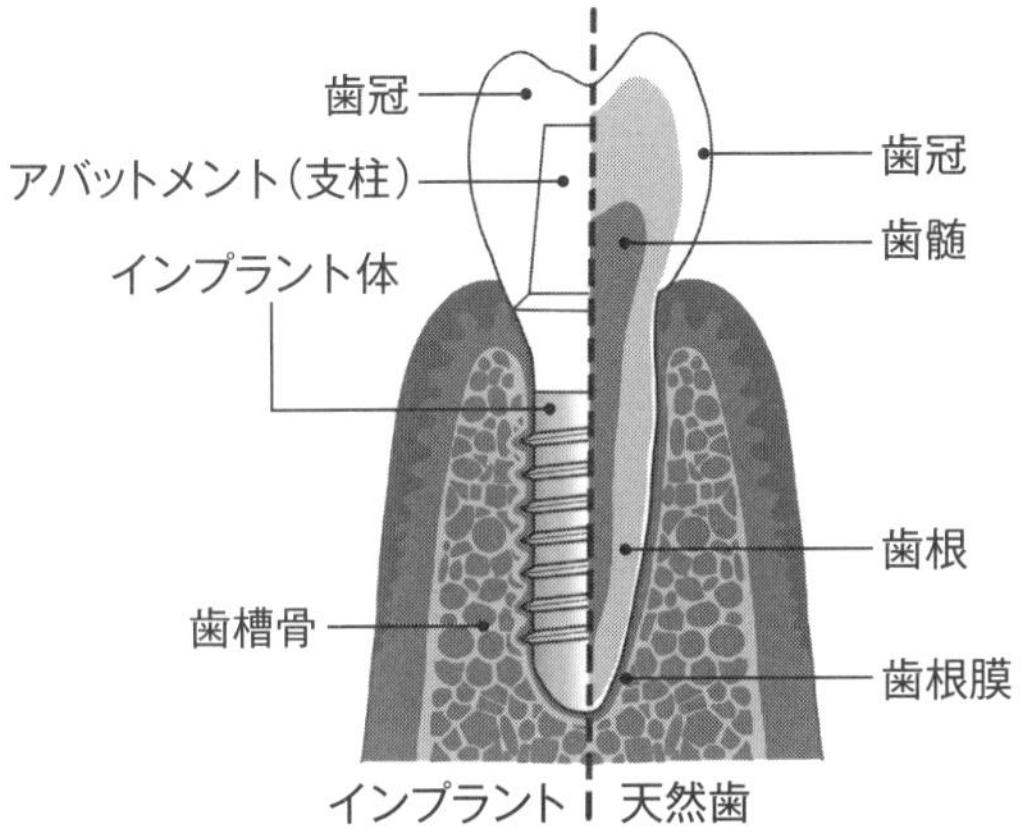

インプラント構造

長所

- もっとも長期経過がいい
- 見た目も違和感なく
自分の歯と同じように噛める
- あごの骨がやせるのを防げる
- 周りの歯を傷つけない

※ただし経験豊富な歯科医師の治療の場合

短所

- 他の治療法に比べ
期間が長くかかる
- 比較的治療費が高価
- ヘビースモーカー、
全身疾患がある方は
治療が制限される場合がある
- 施術者によって
治療レベルに差がある

高いのです。高い金額を払ってせっかく自分に合った入れ歯を入れたとしても、あごの骨が減ることで次第に合わなくなり、また新しい入れ歯を作るというくり返しになってしまいます。

歯科医療の水準がトップクラスのスイスの大学では、少なくとも2005年を過ぎてからすでにブリッジ治療の教育を止めていると聞きました。その結果、スイス国内でブリッジ治療はどんどん減っていきました。また入れ歯を選択する人も少ないです。ヨーロッパの大半の国ではインプラントを入れるにしてもブリッジや入れ歯にするにしても保険がきかないので、どれも大体同じ値段なのです。値段の差がないのであれば、判断基準は治療法の良しあしのみです。すでにスイスの論文では1本歯欠損の場合のインプラント治療の優位性が認められていることもあり、ブリッジや入れ歯よりもインプラントを選択する人が断然多いのです。

日本では保険適用外で治療費が保険治療と比べ高額なことに加え、技術にたけた歯医者が少ないという事情があります。そんなことから特にベテランの先生方にインプ

入れ歯によってあご骨がやせてしまった症例

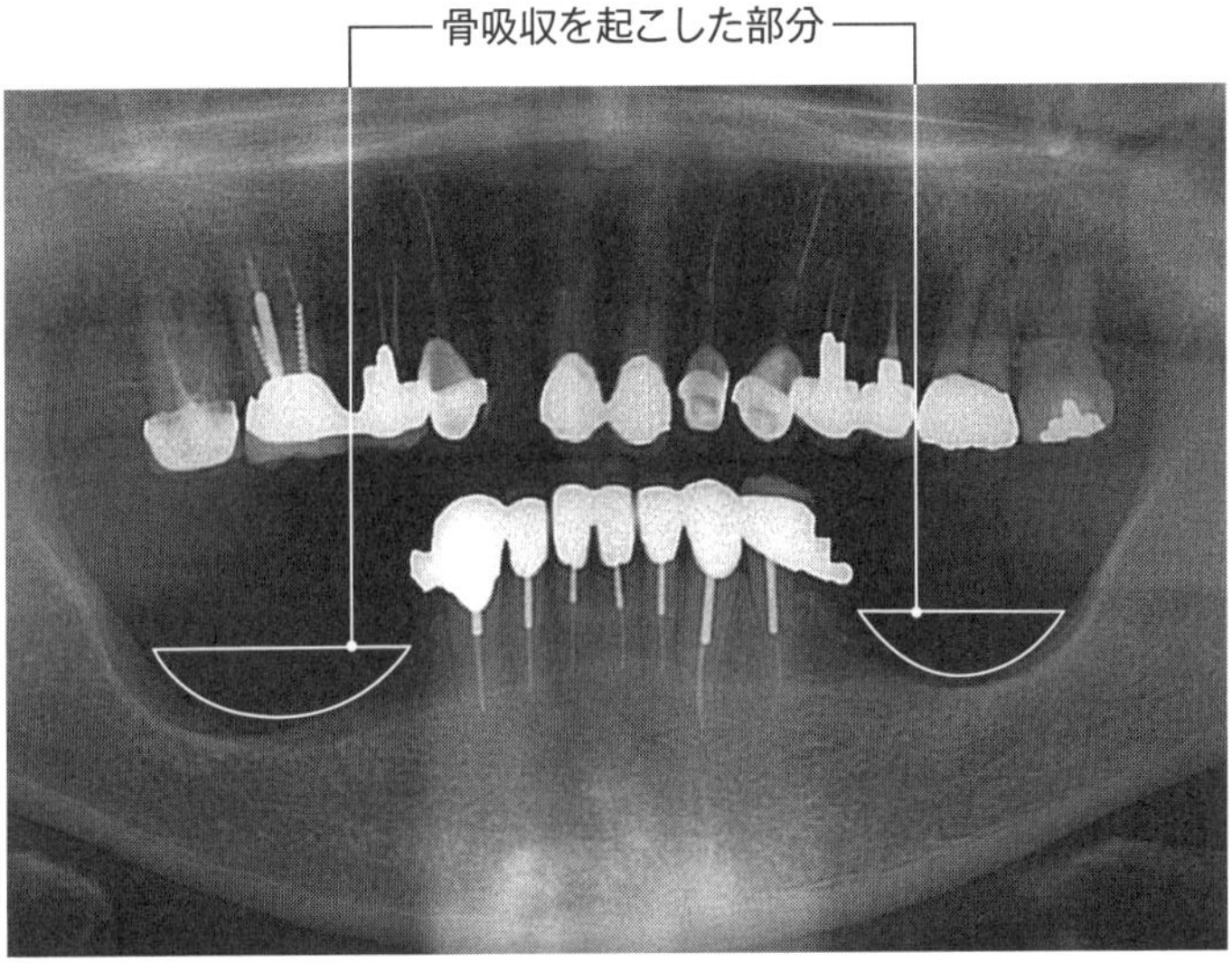

入れ歯装着によりあご骨がやせてしまったレントゲン写真

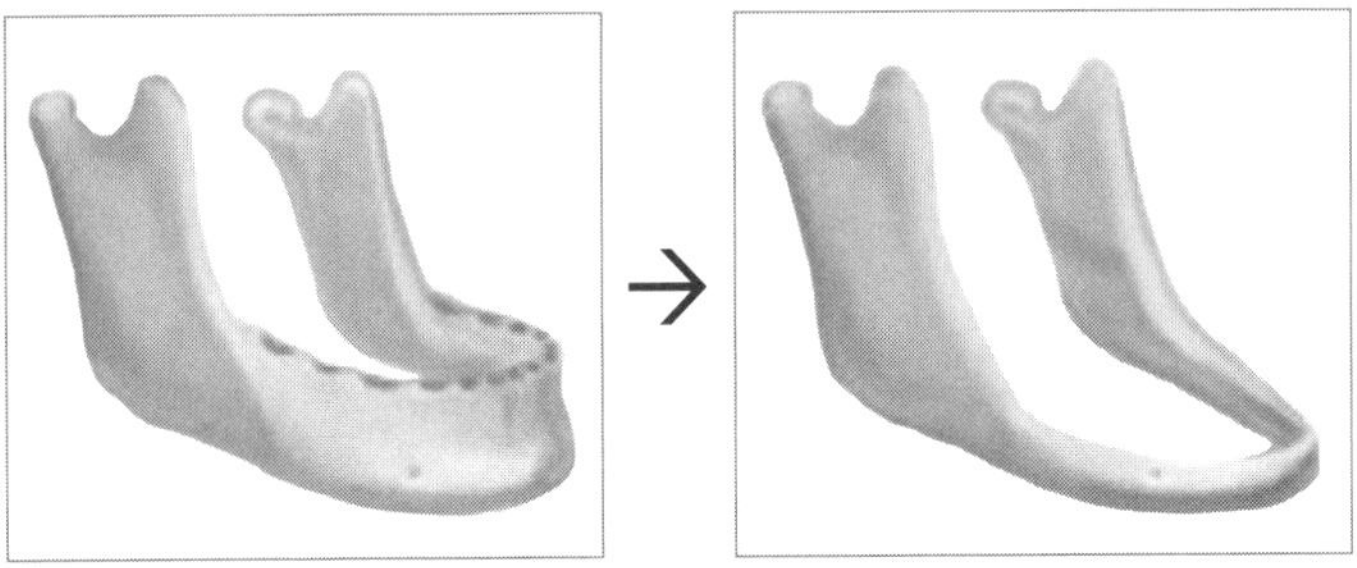

健康なあご骨　　やせてしまったあご骨

ラントを勧める先生は少ないのですが、歯科の最先端を走っている北欧ではインプラントが主な治療法とされているのです。北欧では80歳で歯が残っている数が日本に比べて2倍と言われています。

私も万が一歯を失ってしまったら、周囲の歯に影響を与えず、悪くなった歯だけ治すことができるインプラントが最良であると確信しています。年を取っても歯を多く残すための最良の治療だと感じています。

インプラントの必要性

ブリッジは両隣りの健康な歯を削らなくてはいけません。取り外し可能な入れ歯は頻雑さや違和感があり、バネを掛けている歯が何年か後に抜歯になっていってしまう、というデメリットがあります。そしてインプラントは骨を削って治療をするれっきとした外科手術なので、執刀する歯科医の技量に結果が左右されるリスクがあります。しかも保険適用外の治療のため、日本では他の治療に比べて若干高額になります。治療にはそれぞれ短所、リスクがあります。

しかし、私はあえて抜歯後の処置についてインプラントの選択をお勧めしたいと思います。なぜなら他の二者の治療法に比べて治療後、経年的に他の健康な歯が残る可能性が断然違うからです。また骨にはある程度の再生能力（可逆的）がありますが、歯にはないということも関係しています。

ぜひ皆さんに考えて頂きたいことは「不可逆的な治療より、可逆的な治療を第一に優先すべき」ということです。

残念ながらいったん歯を削ってしまうと2度と元には戻りません。歯を削ることで健康であった歯がもろくなってしまい、神経を抜くような治療をしなければならない確率が上がってしまいます。神経を抜いてしまった歯は寿命が非常に短くなってしまうのです。つまり、1本の歯の治療をするために他の健康な歯を削って犠牲にすることは、口腔全体の健康を考えると長い目で見るとマイナスにしか働かないのです。部分入れ歯にしても健康な歯に負担をかけて寿命を縮めてしまうので同様です。

インプラントであれば他の健康な歯に負担をかけず失った歯だけ機能を回復させることが可能です。そして天然の歯と変わらず自然体で噛むことができるのです。また、インプラント埋入後もきちんとケアすることや施術者、条件により半永久的に使用することが可能と考えます。ブリッジや入れ歯と比べてもその違いは歴然です。術後のことも考えるとインプラント治療はとても画期的な治療法だと感じます。

もちろんインプラント治療は保険適用がなく高額な治療のため、安価な保険適用範囲内の治療で済ませたいという事情も理解しています。

しかし、不幸にして歯を失った方には、他の歯を削らないように、そして残っている歯を助けるためにどういった選択をすべきか？　快適な生活を送るためにはどうしたらよいか？　ぜひ皆さんに考えていただけたらと思います。

大学病院でブリッジにされた32歳女性の症例

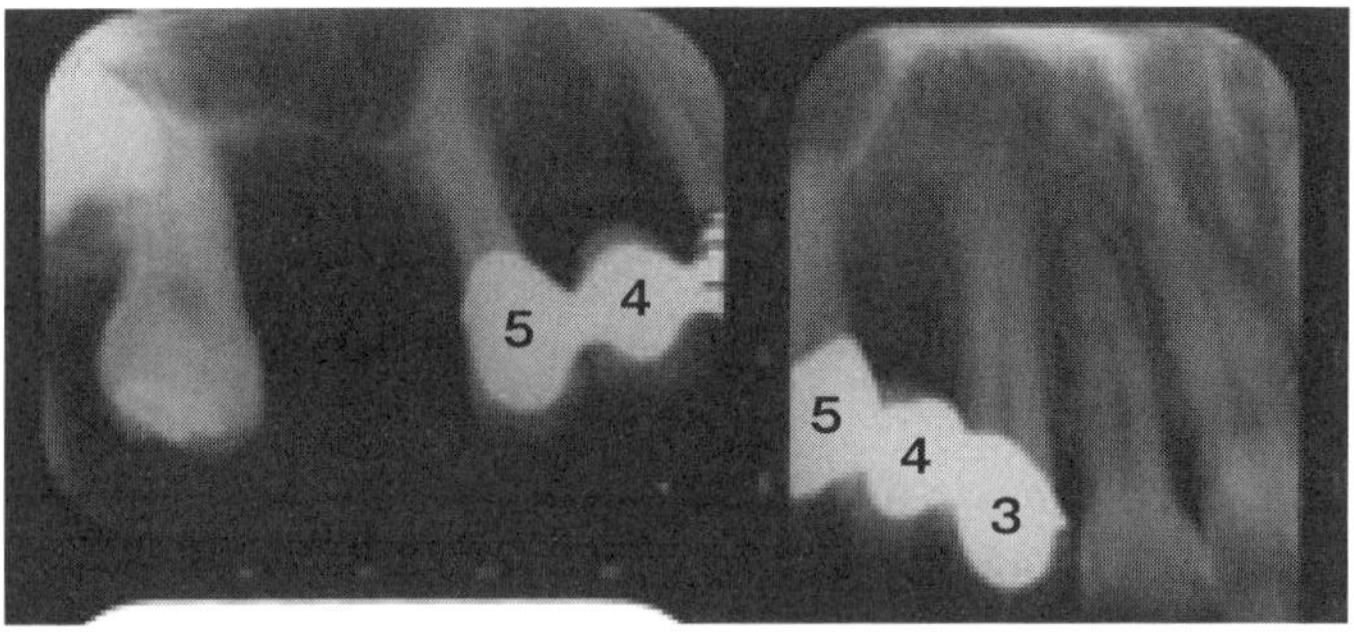

4欠損でインプラントを希望したが、健康な歯3、5を削ってブリッジを入れられた。見た目は審美的によかったが、ブラッシングがやりづらい形態のブリッジだった

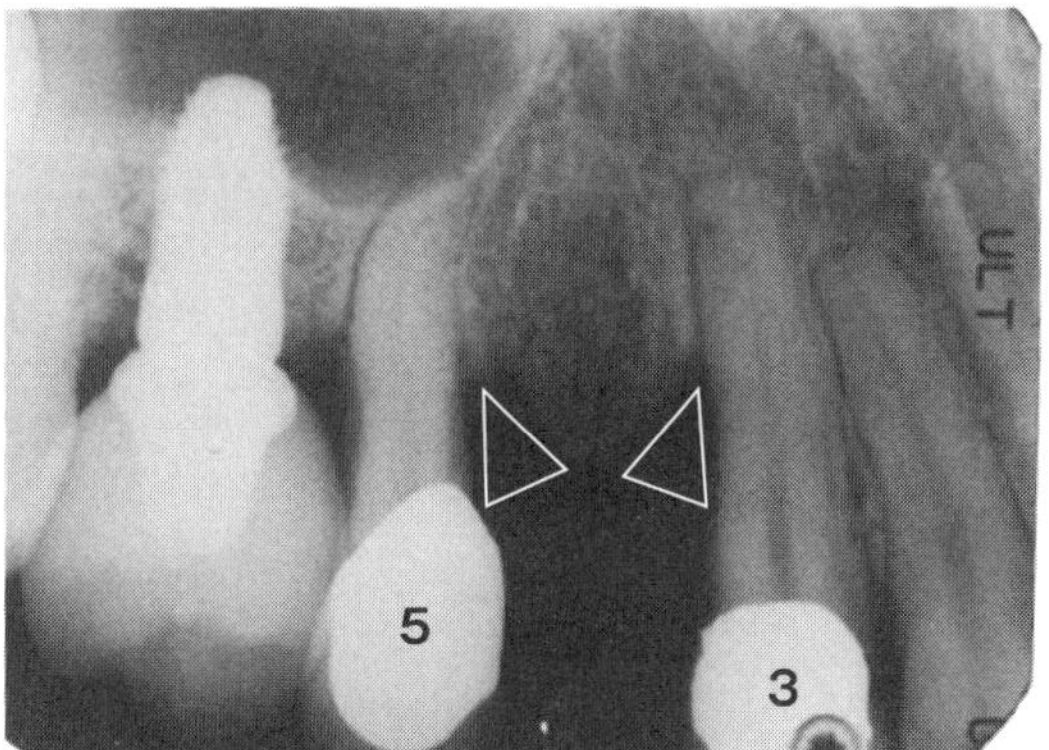

その結果、欠損歯の両隣りの歯は歯周病（骨吸収）が進行してしまった

インプラントの1本欠損時の比較図

1本欠損時

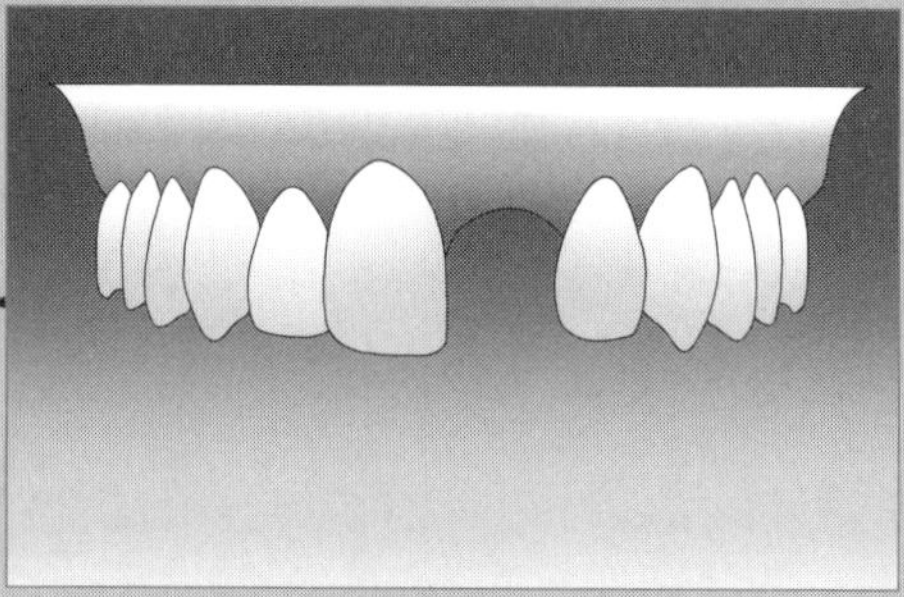

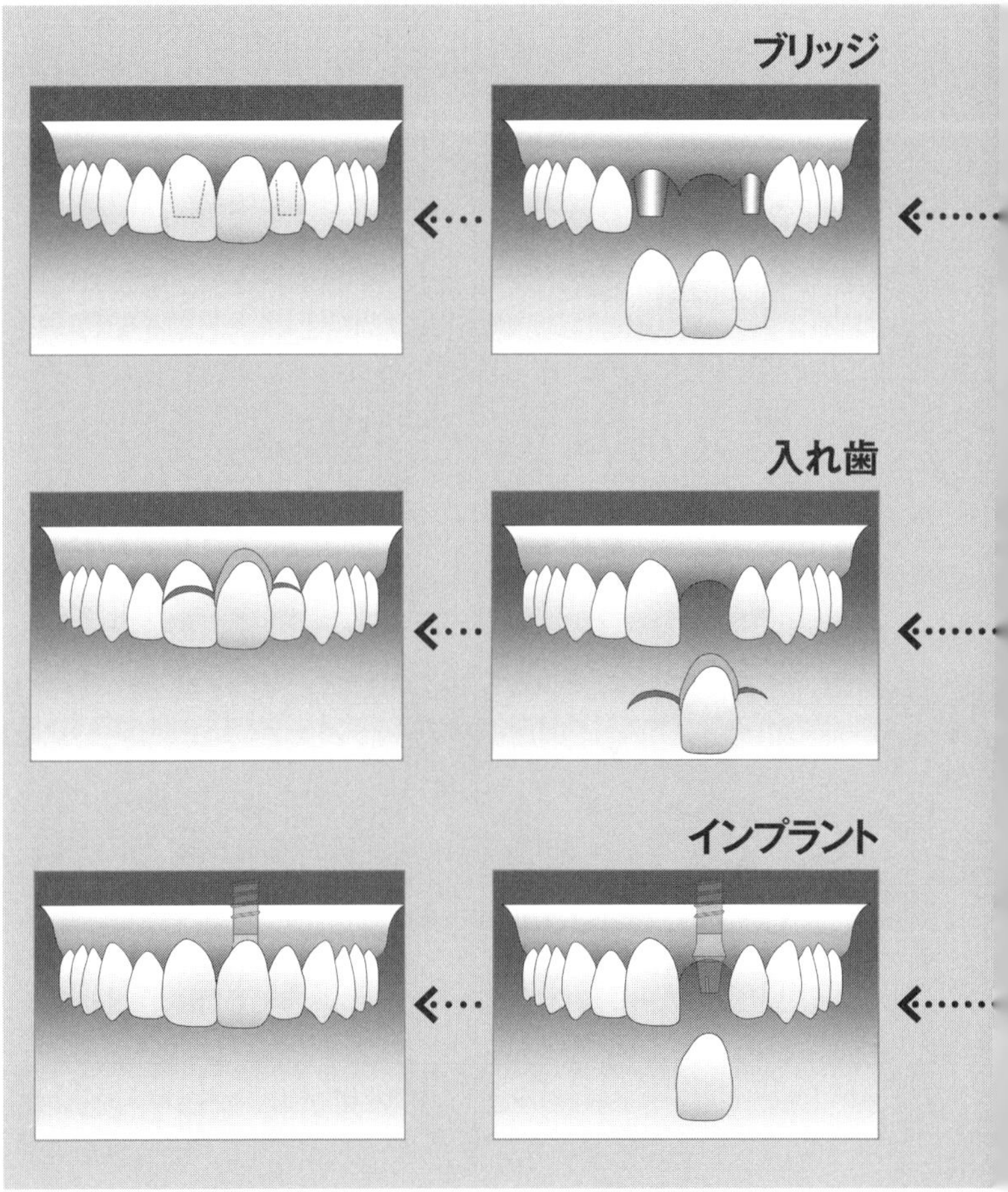
ブリッジ
入れ歯
インプラント

第3章

知っておきたい インプラントの基礎知識

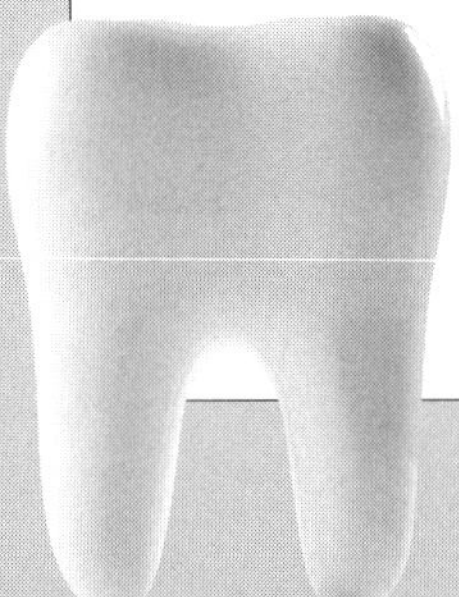

インプラントとは？

世界の歯科治療においてインプラント治療の歴史は古いのですが、日本で認められるようになったのはまだ最近のことです。

そもそもインプラントとは人工の材料や部品を体の中に埋入することを言います。歯科以外でよく耳にするのは豊胸手術で、その場合はブレストインプラントと言います。歯のインプラント治療とは不幸にして歯を失ってしまった際、自分の歯根の代わりに骨内人工歯根を埋める方法のことです。

最大の特徴はインプラント（人工歯根）が強固にあごの骨と結合して一体化する（骨結合）するところです。インプラント体の主な材料であるチタンは骨と結合するという特性を持っています。この特性を利用してあごの骨と人工歯根であるインプラントを強固に固定させるのがこの治療法です。そのため、治療後は他の治療法と違い、自分の歯と同様に物が噛めるのが大きなメリットです。

インプラントは基本的に3つの構造からなっています（P41参照）。歯の根元の部分はインプラント体とよばれるもので、支台の部分はアバットメントといいます。インプラント体や支台はチタン製であることが多く、骨結合しやすくて強度があり自分の歯と同じように噛むことができるのです。また被せ物はご自身で決めることができるので自然な天然歯に近づけることもできれば、審美を気にして白くすることも可能なのです。

他の治療法と比較して健康な歯に負担をかけずに治療ができ、長持ちさせることができるので最良の治療法といえます。

インプラントの被せ物の種類

インプラントの被せ物とは義歯の部分のことです。金属やセラミックなど天然歯を削ったときに使う被せ物とほとんど同じ材質を選択できますが、インプラントは自由診療なので、最近は金属を含まない材質を選択されるケースが多いです。材質によって値段はまちまちですが、安価なインプラント治療を謳っているクリニックで勧めら

インプラント治療進行図

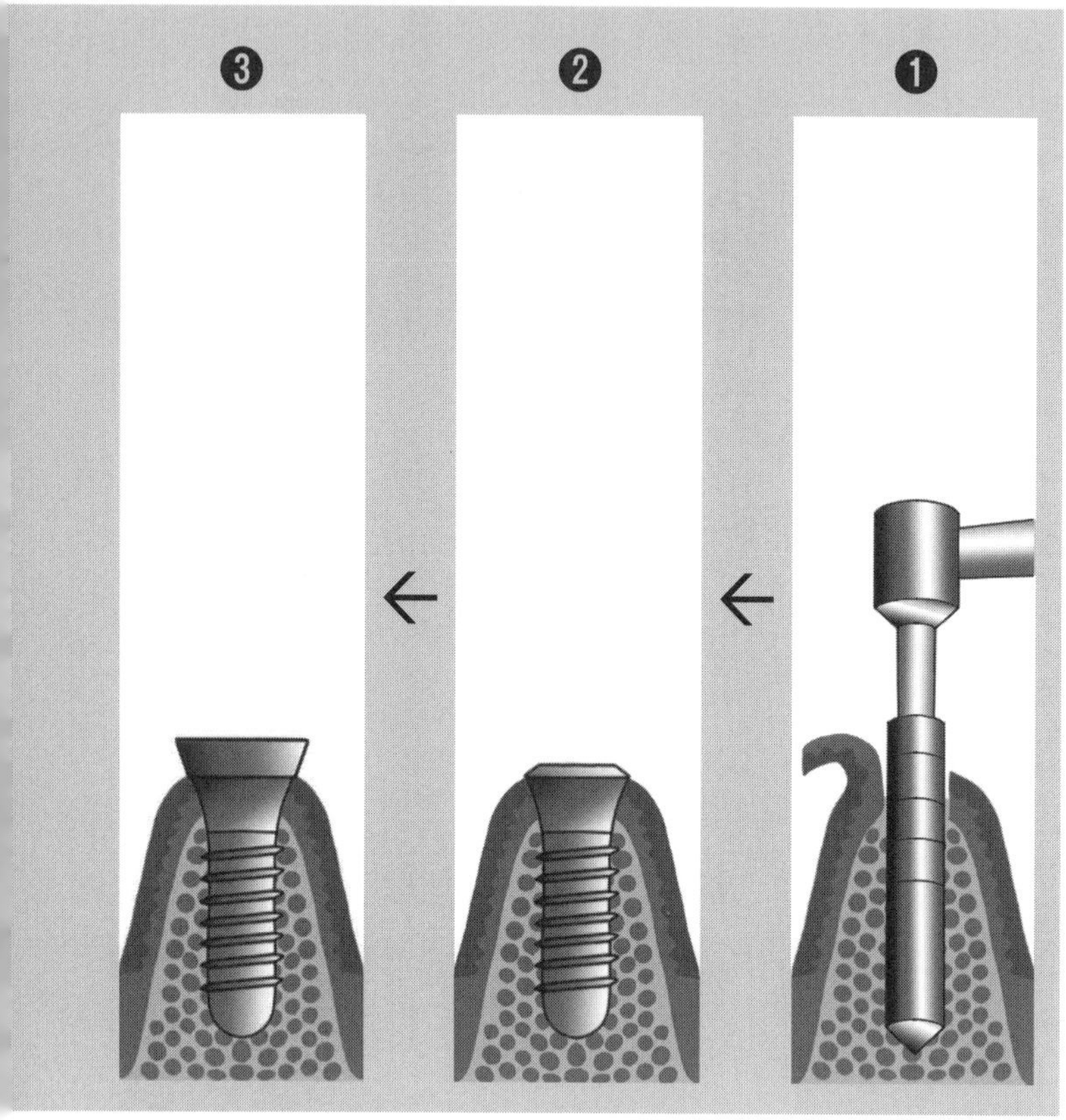

❶骨を切削
❷インプラント体埋入
❸ヒーリングキャップ装着

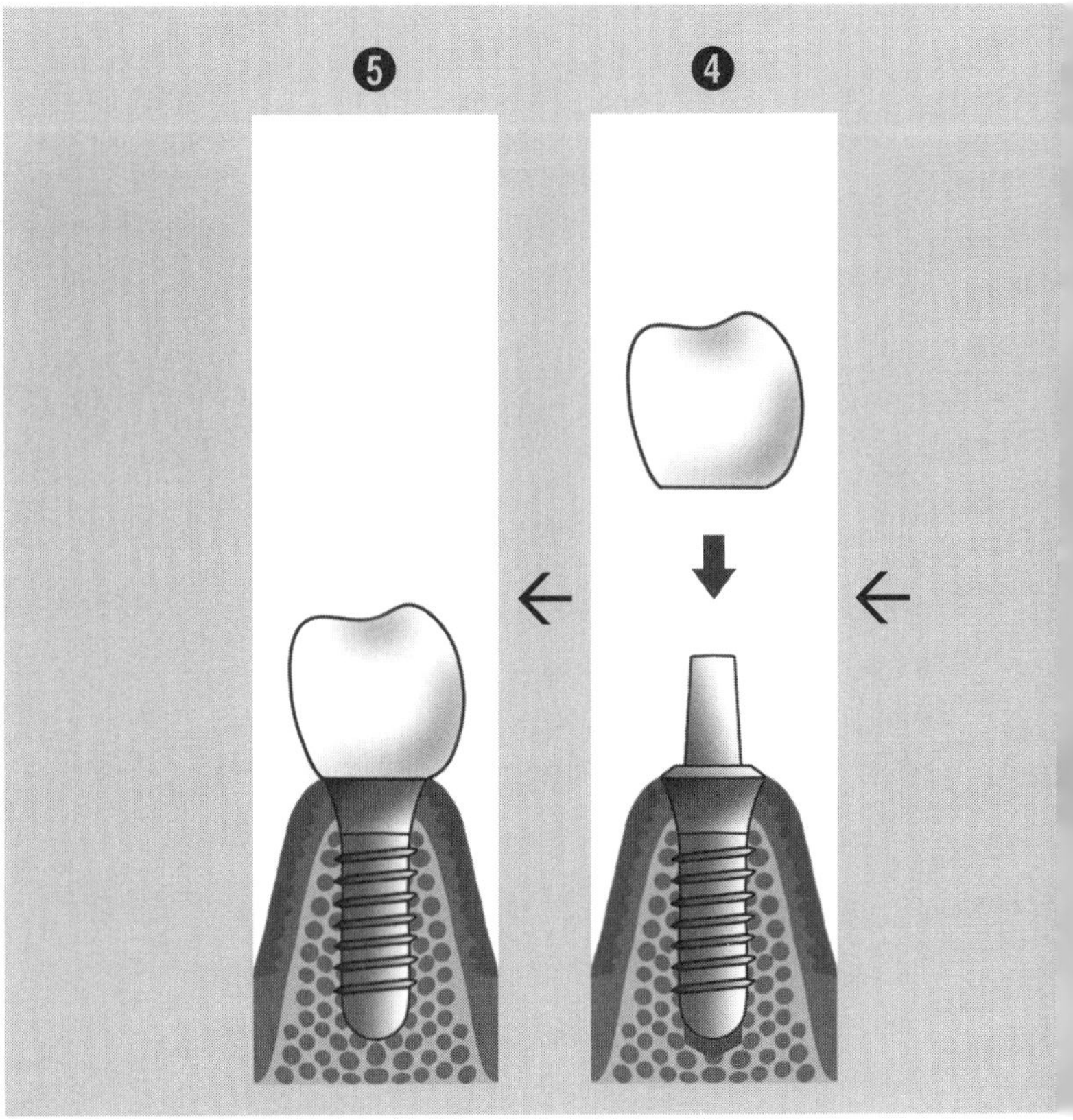

❹アバットメント装着
❺被せ物装着で完了

※通常治療期間は２～３カ月である

れた被せ物がすぐに割れるとか、すぐに変色するといったトラブルも起きています。
それではインプラントの被せ物にはどのような種類があるのか一通り紹介していきましょう。

金属を含んでいる被せ物

●パラジウム合金……強度はあるがアレルギーを引き起こしやすく歯茎が変色しやすい
●メタルボンド……金属とセラミックの二重構造冠。金属の表面にセラミックを焼き付けたもの。金属なので強度があるが、セラミック部分がはがれる可能性がある。また、オールセラミックに比べて透明感は劣る
●ゴールド（金合金）……金合金や白金加金などの貴金属。強度があるが見た目が劣る

金属を含まない被せ物

●ハイブリッドセラミック……セラミックとプラスチックを混ぜたもの。変色しやすく柔らかさがあるが割れたり減ったりする可能性がある
●オールセラミック……全てセラミックでできている。変色することはほとんどないが

インプラントの上に入れる歯を装着する方法

セメント合着式

インプラントのヘッド（アバットメント）にセメントを用いて歯を装着する従来の方法

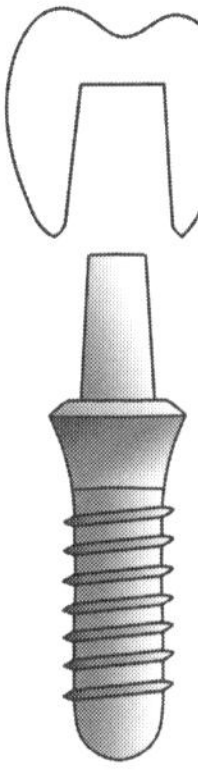

利点

●ネジ穴がないので見た目がきれい

欠点

●トラブル（歯が欠ける）が起きたときに上部構造を壊してしまわないと取り外せないときがある（インプラント体本体には影響はない）

ネジ止め式

インプラントのヘッド（アバットメント）と歯をネジで止める

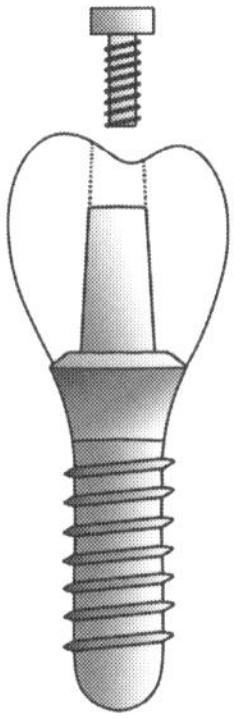

利点

●トラブルが起きたときにはずして対処できる

●また、ネジ止めしてある歯冠をはずして清掃できる

欠点

●ネジ穴が見える場合がある

●ネジがゆるんでしまう時がある

一部割れる可能性がある。オールセラミックには以下の2種類も含まれる
①ジルコニア……人工ダイヤモンド。審美的によい。割れる可能性は低いが硬すぎることがある
②ニケイ酸リチウムセレック……セラミック中にニケイ酸リチウムを含み、一部割れる可能性があるが、強度はある。審美的によく、しなやかさも出る

よく保険で使われているのがパラジウムで、いわゆる銀歯と言われているものです。ただし、銀歯は金属でできているため、金属アレルギーと言って金属に触れると皮膚の炎症が起きやすい方には向きません。実際、日本人の数10人に1人は金属アレルギーであるとも言われています。金属アレルギーの方が金属の被せ物を入れることで口腔内の粘膜が荒れ、酷いときには湿疹を起こすこともあるのです。

また、金属アレルギーではない方でも様々な症状が起こることがあります。口腔内に金属を入れておくことで金属がイオン化し、体内に入り込んでいきます。これが全身へ広がり蓄積することでアトピー性皮膚炎、脱毛、頭痛を引き起こすことも少なく

インプラント被せ物素材表

	見た目	強度	金額
パラジウム合金	×	◎	低
メタルボンド	△	△	高
ゴールド	×	◎	高
ハイブリッドセラミック	○	△	中
ジルコニア	◎	◎	高
ニケイ酸リチウムセレック	◎	◎	高

ありません。保険が適用されて安いからという理由で安易に銀歯を入れるよりも自分の体質や今後のことを考え判断する必要があるかと思います。

このように金属アレルギーの方は金属が含まれない被せ物を歯科医と相談しながら選択する必要があります。中にはメタルボンドの様に見た目が白くても中が金属ののものもあるので注意が必要です。

また、めったにありませんが、激安インプラントのクリニックの中には本来であれば被せ物には使用すべきでない銀合金や柔らかいプラスチック素材（通常は仮歯の材料に使う）を使用するケースもあるのでご注意を。

私はオールセラミックの中の二ケイ酸リチウムという材料をお勧めしています。二ケイ酸リチウムが含まれると強度が増し、天然の歯に近いしなやかさが出るので、噛み合う歯を傷つけにくいのです。透明度も高く天然歯と同じような色にすることができ、変色もしづらい被せ物ができます。

被せ物とインプラント埋入

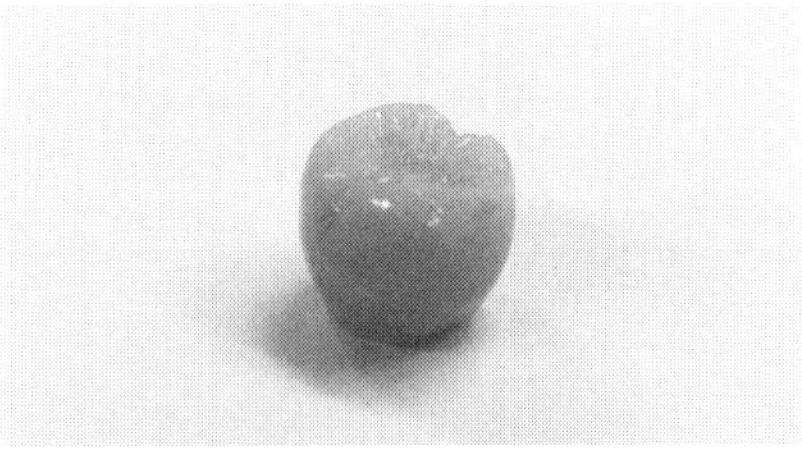

ニケイ酸リチウムのセラミックでできた被せ物。天然歯に近い仕上がり

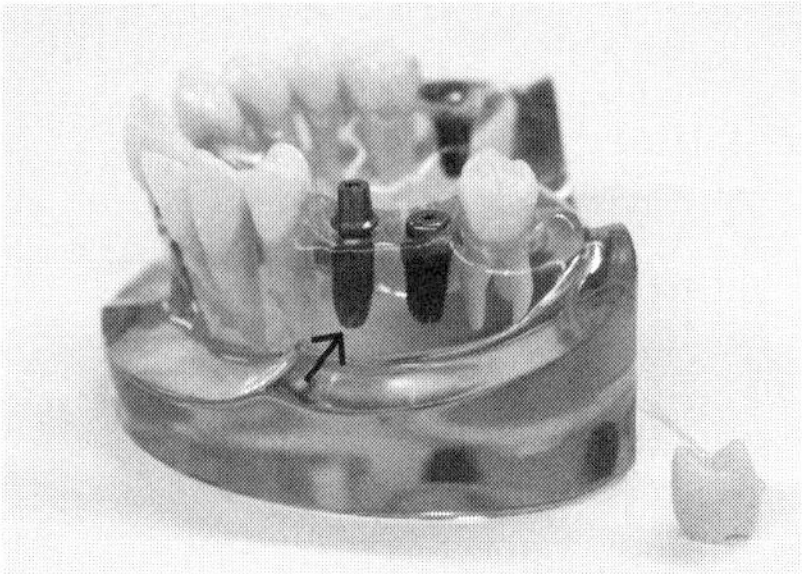

模型でわかるインプラントの補綴前

↓

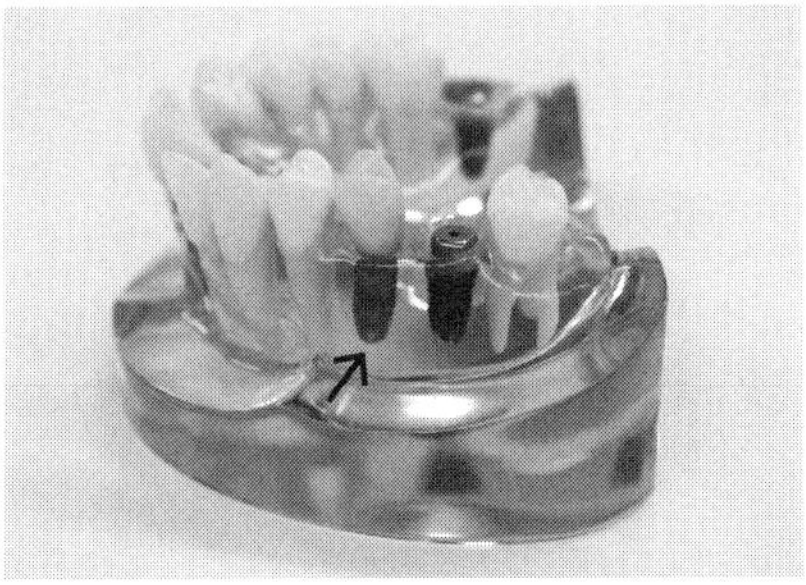

模型でわかるインプラントの補綴後

事前の準備の重要性

インプラントを埋入する場合、ただ入ればよいという訳ではありません。くり返しお話しししているように、インプラントは骨に穴をあけるれっきとした外科手術であり安全のためには他の治療法に増して、事前の検査など準備が必要です。それを怠ると順調な経過が保証されません。

患者さんの中にはとにかく早く入れてほしいという方もいらっしゃいますが、「基礎工事をすっ飛ばして早くビルを立ててくれ！」と言っているのと同じです。基礎をやらなければもちろん、ビルは倒れ崩れてしまいますよね？

患者さんの身体状況によっては、いくら完璧にインプラントを入れたとしても、なかなかインプラントが骨結合しなかったり、インプラント周囲炎（インプラントの周囲に起こる歯周病に似た症状）を発症したり、トラブル発生確率が飛躍的に上がってしまいます。

トラブル発生を防ぎ、経過をよくするためにはインプラントを入れる前の準備がとても重要になってきます。

それではどのような事前の準備が必要なのでしょうか？

血液検査

インプラントの手術前に最も重要と言えるのが血液検査です。

血液検査をすることで全身状態を把握し、感染症がないか、糖尿病がないかをきちんと把握することができるのです。血液検査を怠ってしまえば、自覚症状が出にくい糖尿病や肝疾患をかかえていても気がつくことなく手術を行ってしまいます。その結果、手術がうまくいかない確率が激増します。また、感染症チェックによる院内感染予防は非常に大事なポイントです。

まず自分が健康な状態であるか、また病気がないかをきちんと調べてから手術することにより、トラブル発生率が飛躍的に激減するのです。

レントゲン

インプラント手術を行うにあたり、当然ながら口腔内の状態を見る必要があります。診査においては出来るだけ多くの情報を集めることが安全確実な手術につながります。この際、目視はもちろん、通常の二次元的なレントゲン（パントモ）だけでなく、各々の歯が細かく写っている「デンタルレントゲン（10枚法）」、それらに加え三次元的に見ることができるCTを撮影します。

口腔内写真

また、口腔内写真も撮影します。口腔内写真は歯、歯列だけでなく歯茎の状態や色彩、顔貌、笑ったときの唇のライン（スマイルライン）など口腔内の歯の現状を把握するために撮影します。レントゲンではわかりづらい状態もわかりやすく患者さんに説明できます。

インプラントを埋入するときは自然に見えるように、歯だけではなく全体のバランスをとる必要があるのです。

歯周病治療

残念ながら日本人の成人の方であれば80％の人が歯周病にかかっていると言われて

います。一概に歯周病と言っても軽度から重度までと幅は広いです。歯は歯槽骨で支えられていますが、歯周病が進行することでこの歯槽骨が減少してしまいます。そのことを骨吸収（歯槽骨の吸収）と呼びます。

インプラントを安全に埋入するためには十分な量の歯槽骨が必要です。ですので骨吸収が進んでいる歯周病の方は必要に応じた治療が必須です。歯周病は自覚のないことが多いので有無を調べるためには精密にわかるデンタルレントゲン写真、プロービング（歯周ポケットを測る）検査が必要です。その結果軽度でも歯周病にかかっていることがわかったら速やかに歯周病治療に入ります。

軽度の場合は歯科衛生士の指導のもと歯磨き指導を行います。普段磨けていると思っていても磨き残しやすい場所など自分ではわかりにくいものです。専門家に自分では気付きづらい磨き残しの場所を指摘してもらうのは大切な治療の一環です。

進行している場合は、歯槽骨の再生治療も含めたきちんとした処置が必要になります。スケーリングと言って歯石除去（歯茎の中の歯石もあれば除去）を行います。手動で行うハンドスケーラーを用いたり、超音波スケーラーという専用の機械で歯石を取っていきます。超音波スケーラーは水を吹きかけ冷却しながら1秒間に3万回という数の振動を駆使して歯石を取っていくものです。歯茎の中まで歯石がついている場合には麻酔をしてハンドスケーラーで他を傷つけないよう、デンタルレントゲン写真を参考に慎重に歯石を取っていきます。

糖尿病改善

糖尿病を患っている場合、傷の治りが悪くなったり細菌感染を起こしやすい身体になっています。インプラント手術は外科手術なので、手術後の傷の治りが悪くなった状態のままでいることは絶対に避けなければいけません。

それに骨結合しづらく、最悪入れたインプラントが抜けてしまうということも考えられます。しかし糖尿病は自覚症状がないので、有無の確認のため事前の血液検査が必須なのです。本人に自覚症状がなくても血液検査によって隠れ糖尿病が発覚したという方もいました。

手術後の経過をよくし、かつインプラントを確実に骨結合させるためにも糖尿病の気がある方は食事療法や運動療法などにより改善させてから手術にいどむ必要があります。

術前の血液検査では糖尿病の指標であるＨｂＡｌｃ値を計測して有無を診断します。

禁煙

喫煙されている方、特にヘビースモーカーの方はタバコをやめることがインプラント治療への第一歩です。

タバコを吸ってる方は毛細血管が収縮し、血流を阻害するため、麻酔がきづらく出血しにくくなります。出血は傷の治りを早めてくれるので、インプラント治療においてある程度の出血が必要となります。

また、ニコチンの血管収縮作用のために血流が阻害されると、唾液の分泌も抑制されてしまいます。唾液には口の中の自浄作用があるので、少なくなると口内の細菌が増え、術後の痛みも長引きやすくなってしまいます。タバコをやめてから何年か経過していればよいのですが、半年の禁煙ではまだ難しいように感じます。

通常当院では、インプラント治療術後に保証期間を設けていますが、喫煙されている方にはこの保証期間を適用外としています。それくらい喫煙者はインプラントが失敗する可能性が上がってしまうのです。インプラント治療を受けたいと思っている喫煙者の方々にはぜひ禁煙について真剣に考えていただきたいのです。

このように丁寧な事前の準備があって、ようやくインプラントを入れることが可能なのです。しかし、意外と事前のチェックをおろそかにしてインプラント手術をしてしまう歯科医が多いように感じます。

インプラントを入れたいと考えている方はぜひ準備をきちんとしてくれる歯科医を選んでいただきたいと思います。

インプラント手術前に準備すべきこと

血液検査	感染症の有無、糖尿病等の有無など
レントゲン撮影	目には見えない硬組織（骨）を確認するため必須
口腔内写真撮影	歯及び歯周組織などの口腔内情報の収集
歯周病治療	事前の歯周病治療は長持ちさせるために必須
糖尿病改善	未治療だと手術の失敗の確率が上昇
禁煙	喫煙者はインプラントの経過に悪影響を及ぼす

第4章

なぜインプラント治療にトラブルが多いのか？

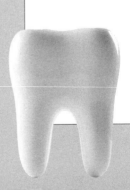

歯科医の勉強(診断力)不足

私はどうしても抜歯に至ってしまう場合にインプラントをお勧めしていますが、中には「インプラントは高額な治療のわりにトラブルも多いと聞くし、不安」と感じている人も多いかと思います。実際にインプラント治療一筋20数年の私から見ても確かに治療トラブルは存在するのです。それはいったいなぜでしょうか?

色々な人がいるように歯科医も多種多様です。一般歯科も新しい技術を常に追求する医院もあればやってきた経験から診断する医院もあります。医療は常に進化しているのですが、すべての歯科医が新しい医療技術を取り入れるために研鑽しているわけではなく、残念ながら最新の歯科医療について勉強を怠っている先生も多いのです。

特に日本のインプラント治療は比較的新しい治療法なので長期症例も少なく、セミナーでちょっと習った程度の技術で治療を施している先生も多いのです。

インプラントの治療を行うこと自体に特に資格はいらないので、歯科医師免許を持っていれば誰でもインプラント治療を行うことができるのが現状です。歯科大学の教育でインプラントがシステム的（講義と実習として）に取り入れられたのは２０１０年代に入ってから。インプラントについて勉強不足の先生方が多いのもしょうがない側面もあります。

またインプラントのような高度な外科手術を受ける際、大学病院が技術的に最先端で安心と思われがちなのですが、今の大学病院の先生は臨床経験があまりないのをご存知でしょうか？　昔と違い現在の制度上、大学病院に有給で籍を置くためには研究を重ね、論文を書かないといけません。それゆえ大学病院の先生は臨床（治療）よりも研究を優先せざるを得ないという環境下にあるのです。さらに大学によって違いはありますが、多くの場合大学病院は大学院卒業後5年＋αしか同じ病院にいられない任期設定があるので、慣れてきたころに異動しなければならないのです。

そして、海外と比較すると日本の歯科業界はかなり遅れています。歯科医の手技的な治療技術は世界でもトップクラスなのですが、海外の最新治療を取り入れても保険外診療になってしまうことと、それゆえ新しい技術を取り入れない先生が多いことで、トータルで見ると遅れをとっているのが現状です。

世界の歯科医療は皆さんの想像以上に進化しています。歯科医がもっと勉強を重ね、どんどん新しくよいものを取り入れることで医療は進化していくのです。それは、インプラントも同様です。歯を抜いた後、ブリッジか入れ歯のみの選択肢ではなく、インプラントという幅広い有効な選択肢があることで、よりよい歯の健康が保たれるのです。

世界的に認められている材料が使われていない現状

日本の薬事法は世界一厳しいということを皆さんご存知でしょうか？
20〜30年前に問題となった薬事に関する事件があるのですが、その当時、厚生労働省の役人が責任を負わされてしまいました。それ以降、日本のお役所は新しい海外の

他院での失敗症例

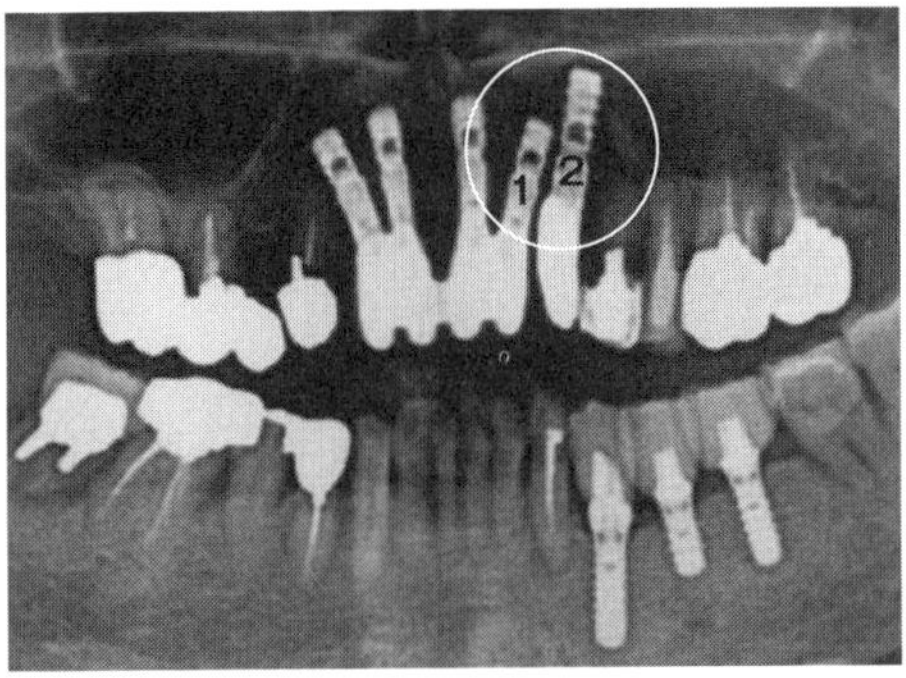

抜歯即インプラント（抜歯と同時にインプラント埋入）で失敗。インプラント周囲炎（インプラント周囲の黒い部分）が進行している。材料はHAコーティングインプラント。写真右下3本は玉木が埋入で経過良好

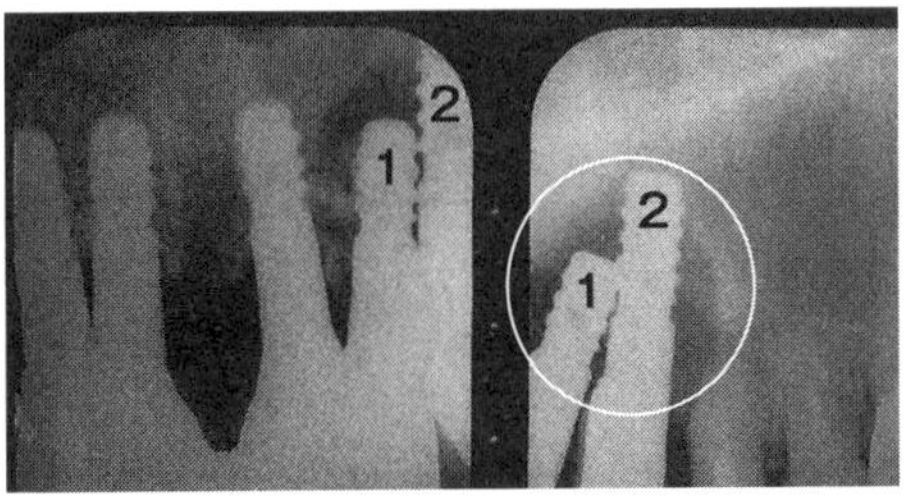

拡大図。埋入位置も近づきすぎていて不良

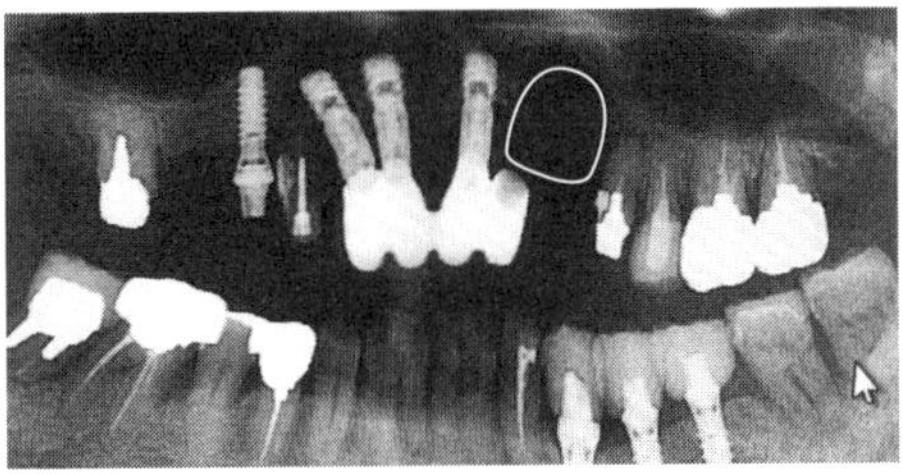

インプラント抜去後。大きく骨吸収を起こしてしまっている

薬や医療材料をなかなか認可しなくなってしまったのです。

そのような事情もあり、欧米ではすでに使われてる有効な歯科用材料がなかなか日本で認可されず、入ってきません。

欧米の医療メーカーは新しく高性能な材料をどんどん開発しているのですが、欧米で認可が下りたものが5~10年以上経って、ようやく日本に入ってくる状況です。

常にメーカーは新しい材料を改良開発しています。新しい材料が売り出されたら、それまでの商品は不良在庫となってしまいます。そうです。言い方は悪いですが、欧米からみれば日本は型落ち商品を買ってもらえる在庫処分の国になってしまっているのが現状なのです。

ただ日本では、患者さんに説明し、承諾を得て、一筆書いて厚生労働省に届け出さえすれば未認可の材料でも使えるようになっています。そのため最新の海外情報をよく勉強されている先生は、日本未認可でも性能がよいものを患者さんに勧めているようです。

インプラント体の種類は世界で数百種類以上存在していますが、日本で使われているのはそのうちの30～40種類。中には私から見ても眉をひそめたくなるような材料も存在します。それは後述しますが、インプラント治療において、より確実で長期的に良好な結果を得るためには、まず施術者の技術が重要であることは当然ですが、安心・安全・信頼のある、より質の高いインプラント体を使用する必要があります。歯科医は材料をしっかりと見定めて使用することが大切になります。

質の高いインプラント体の加工と性質は？

それでは質の高いインプラント体とはどのようなものでしょうか？

材料は現在ほとんどチタンです。しかしインプラント体の加工にはいくつか種類があります。

●機械研磨……チタンの表面を加工していない。骨との結合性は低いが感染しにくい
●酸エッチング……チタン表面に酸処理を行っている。骨との結合性が高い
●サンドブラスト……チタン表面にサンドブラスト処理を行って、骨結合性をアップし

ている

●ＨＡ（ハイドロキシアパタイト）コーティング……埋入後、早期に結合する。感染しやすいと言われている

滅菌された無菌状態のチタンは腐食しない安定した金属なので、無毒であり発ガン性もないと言われています。組織との生体親和性が高く、拒絶反応はまったくといっていいほど起こりません。チタンもしくは同系列のジルコニアが歯だけでなく人工心臓・人工関節にも使われていることでも、おわかりいただけると思います。体内に入れてもほとんど問題がない材料とされています。また前述した通り、チタンは骨との結合性が高いのです。

チタンを材料とすることで、安全を担保することができるのです。チタンは安全性が高いのでインプラント手術を行ううえで画期的な材料の1つだと言えます。

しかし、近年では安く買える、よくない材料を販売している会社が日本にも存在し

インプラント表面処理加工の違い

インプラントの主な表面処理	骨と早急に結合しやすい	問題の起こりにくさ	感染しにくさ
a：機械研磨	×	×	◎
b：酸エッチング	◎	◎	○
c：サンドブラスト	○	○	○
d：ハイドロキシアパタイト	◎	×	×

ています。材料費が削減できるため安価で仕入れ、数をこなしている先生や、材料についての知識の少ない先生は会社（業者）に勧められて何も知らずに買って使用してしまうのです。しかし、安いのにはそれなりに理由があります。

安い理由の1つとしては、感染に弱い、HA（ハイドロキシアパタイト）コーティングのワンピースインプラント（アバットメントとインプラント体の一体型）を使用していることが挙げられます。2つ目の理由はまっとうな材料の被せ物を使用していないということが挙げられます。

ハイドロキシアパタイトは人の骨や唾液、歯のエナメル質、象牙質等にも含まれている成分であり、健康食品や化粧品にも多く使用されています。身近でも含まれている成分です。HAをコーティングするとインプラントと骨が早期に結合しやすいということで人気があります。しかし、HAコーティングインプラントは、なんらかの理由でインプラントが細菌感染すると、あっという間に全体に広がり炎症を起こしてしまうという欠点が報告されています。一旦感染し化膿してしまうと一瞬で骨が溶けてしまいます。つまり骨吸収と言って骨がやせてなくなってしまう症状が進んでしまい、

粗悪なインプラントと未熟な歯科医の技術のため骨吸収が起きた症例

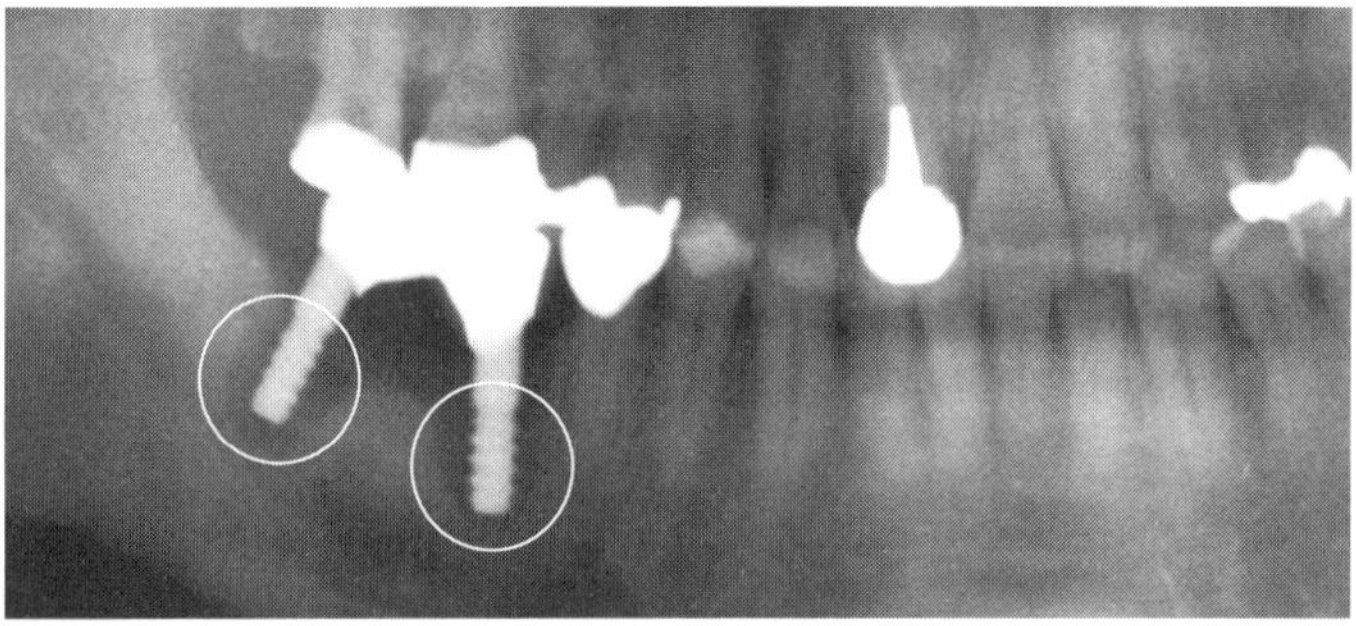

円内左2本がインプラント周囲炎（インプラント周囲の黒い部分）を起こし骨吸収している

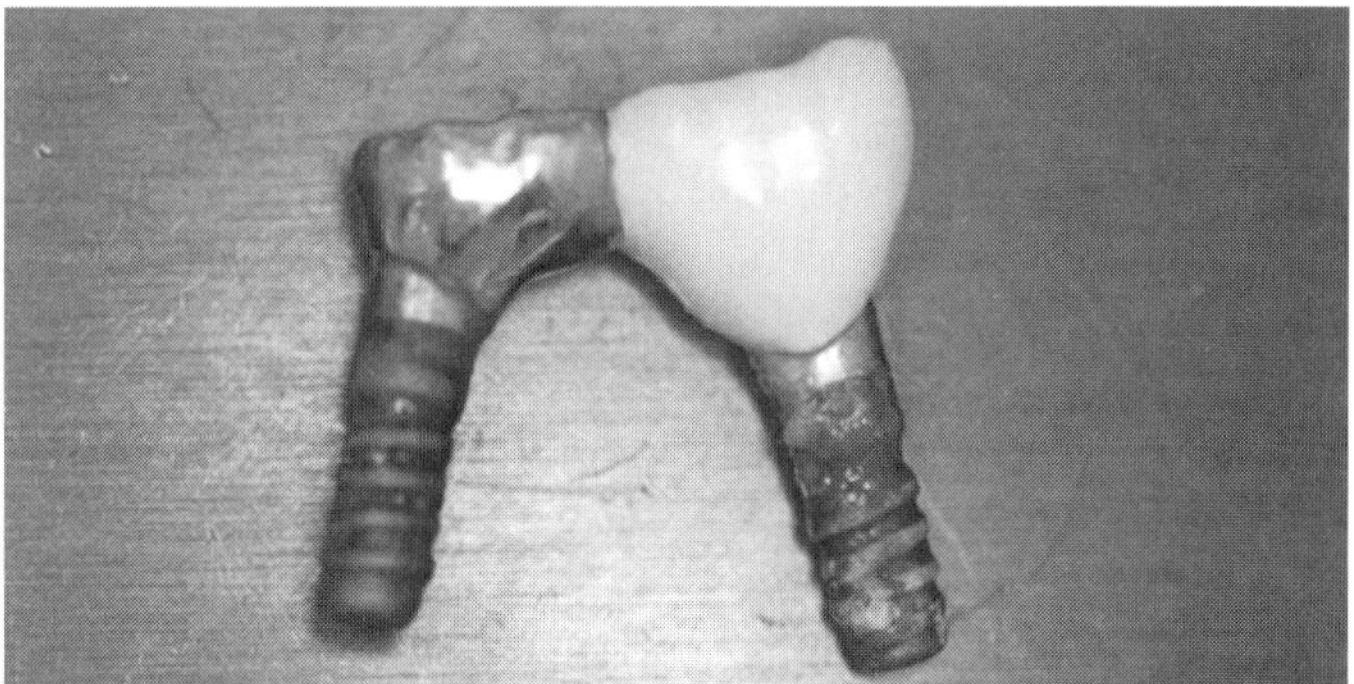

この症例で使用されていたインプラント。HAコーティングインプラントでかつ左の被せ物が銀合金、右の被せ物がレジン。激安インプラントの典型例

インプラントの経過が悪くなるのです。因みに海外の先進国では、ＨＡコーティングのインプラントは、右記のことが理由で生産販売はされなくなりました。

世界の症例など勉強していれば、ＨＡコーティングインプラントを使用しようとは思わないのです。しかし、自分で勉強していない歯科医はメーカーのセールストークをうのみにして、安くて骨結合も早いと飛びついてしまうのです。

ですが、骨吸収もすぐに起こってしまう。行きはよいよい、帰りは怖いといったことになってしまいます。

このような粗悪で安価な材料を使用し、被せ物に粗悪な材料を使用して薄利多売の利益を得ている歯科医は存在します。

実際、他院で安いインプラントを入れた患者さんが痛いと泣きながら当院にいらっしゃったことがあります。その方のレントゲン写真を見ると骨がなくなっていました。他院でインプラントを入れて1年しか経っていないのに、インプラントが動揺してしまい骨吸収が起きてしまったのです（Ｐ81参照）。手術時に細菌感染する要因があれば、あっという間に炎症を起こして骨吸収するまでに至ってしまうのがＨＡインプラントの怖いところです。

だからこそ、くり返しお話ししているように、歯科医選びは非常に大切なのです。特に相場以上に安価でインプラント治療を行っている歯科医は要注意です。安く済ませられたとしても経過が悪ければ意味がありません。失敗したインプラントの再治療には、それ以上のお金と時間がかかってしまうので注意が必要です。

インプラント治療時に起こるトラブルと原因は？

インプラント治療時の主なトラブルは大きく分けて２つ。

１つ目はインプラント埋入直後で、それは施術者の問題です。

具体的には

●インプラントを入れるときの感染

●ドリルによる火傷
●ねじ固定の強すぎ弱すぎ
●診断ミスにより神経に触ったり上顎洞にトラブルを起こしてしまう
●骨造成（増生）技術・知識の未熟さ

インプラントが口腔粘膜に触って雑菌を骨の中に巻き込むと、感染して化膿してくる可能性が高いです（フラップレス埋入手術も含む）。

また、骨を削る際にドリルが高回転だと注水が行き届かず、摩擦で火傷してしまう可能性があります。

無理にインプラントのねじを強く締めると、インプラント周囲の骨が破壊されてしまいますし、固定が弱くても今度は逆に浮遊状態でうまく骨とインプラントが結合しないこともあります。

骨切削の時、ドリルやインプラント本体が神経に触ると、神経麻痺になってしまうこともあります。また、上顎洞にインプラントが迷入したり、上顎洞炎を発症したりしてしまいます。ＣＴを撮って神経または上顎洞との距離がどのくらいあるのか、三次元の立体的な距離を測って慎重にインプラントを埋め込むことが必要です。距離を測定したうえで神経または上顎洞までの距離より短いインプラントを入れたり、骨造成を行うなりの対応を行います。

インプラントを埋入する際はインプラントの埋入位置が非常に重要です。インプラントは術者の目の位置で正しいと思う位置に入れればよいわけではありません。私がインプラント手術を行うときは、対合歯（上下噛み合う歯同士）との噛み合わせを何回も確認します。すなわちインプラントを埋入するときは左右上下、四方八方、十六方、三十二方から見て確認すべきなのです。

歯科医は約束事を守り、治療を進めることで経過をよくすることができるのです。歯科医師が診断力不足、技術力不足ではインプラントの経過はよくありません。しかし勉強不足のままインプラント治療を行っている歯科医が多いことがこの手の問題を招いています。

2つ目はこれは患者側の問題ですが、骨が体質的に異常に硬い場合と、喫煙です。骨が硬いとよくない理由は、傷を治すための血が出てこないからです。血液が傷を治すため、ある程度の出血が必要なのですが、血が出てこないと傷の治りが遅くなったり、骨結合しづらくなるケースが出てきます。いったん抜去（処置のし直し）になってしまうこともあるのです。

そしてタバコを吸っている人はどうしても血流が悪くなっているので、手術の傷が治りにくく、骨が硬い体質の場合に特に結合しづらかったりインプラント周囲炎（インプラント周囲の骨が溶けてしまう）を発症しやすくなります。これらの理由から喫煙者は非喫煙者に比べて経過は非常に悪くなる傾向にあります。

そのため私はインプラントを検討している方は早急にタバコは止めるよう指導しています。

治療後の主なトラブル「インプラント周囲炎」

治療後に患者さんが気を付けなければならない1番多いトラブルはインプラント周囲炎です。インプラント周囲炎とはインプラント周囲の骨が炎症を起こして溶けていくという症状です（P81参照）。

インプラント周囲炎はインプラントを入れた後、主に以下の原因で引き起こされます。

●ブラッシングなどのケアをしきれなかった場合（感染由来）
●手術時に、被せ物がセメント合着であまりにも深く被っている場合（術者＋感染由来）
●アバットメント（土台部分）のネジのしまりが甘くて緩んできた場合（構造由来）
●インプラント本体に亀裂（ひび割れ）があった場合（構造由来）
●インプラント周囲の角化付着歯肉の欠如（術者由来）

インプラントは他の天然歯以上に、丁寧に磨かなければ周囲炎が進行しやすくなってしまいます。インプラントだけに限りませんが、被せ物を入れた歯は歯と歯茎との境目ができ、汚れがたまりやすいのです。インプラント周囲の角化付着歯肉（歯もしくはインプラント周囲の固くて動かない歯肉）不足、ブラッシング不足や歯科医院でのクリーニング不足で汚れが残った状態になると炎症が起きてインプラント周囲炎が悪化し、骨を溶かしていきます。これを防ぐため、自身での丁寧なブラッシングと歯科医院での専門家による検査、検診、指導を行うことで、よりよい口腔内が保てるのです。

また、ネジが緩んでしまった場合はアバットメントとインプラント本体との間で細菌が繁殖して炎症を起こしてしまうことがあります。

これは術者の術式及び手技に関係するのですが、インプラントの周りの歯肉の問題、専門的な話をすればインプラントの周囲に硬い動かない歯肉（角化付着歯肉）が欠落しているときに起こってしまうケースもあります。その前提で日々行う丁寧なブラッシングにより、インプラント周囲炎を進行しにくくすることができます。

インプラントは〝入れてよかった〟ではなく、入れた後のお手入れ（ブラッシングやクリーニング）や定期検診で経過を診ることがとても大切になってくるのです。手入れの仕方によってインプラントの寿命は大きく変わってきます。

インプラント治療ができない場合とは？

1本の歯を失った場合、複数の歯を失った場合、すべての歯を失った場合、いずれの場合でもインプラントを入れることは可能です。しかし、中には注意が必要なケース、または完全に治療適応外のケースがあります。

インプラント治療が制限されるケース

●妊娠中の方
●管理されていない糖尿病等の全身疾患がある方
●あご骨の量が少ない方
●ヘビースモーカー

インプラント治療が適応できないケース

- 16歳以下のあご骨の成長が終わっていない方
- 抜歯等の歯科治療ができないような重度の内科疾患の方
- 薬物やアルコール依存の方
- 精神的に問題のある方

安全確実なインプラント手術を行うため歯科医はこれらの診査、診断によって手術が可能であるか、しっかり判断をする必要があります。

高齢者のインプラント治療

また、ご高齢の方は難しいという歯科医院もありますが、重篤な全身疾患等がなければ治療が可能です。当院ではご高齢の方も多くいらっしゃいます。ある88歳の方は上あご8本インプラントを入れましたが、4年後の現在物がしっかり噛めると感謝してくださいます。健康を取り戻し、今では元取るからあと10年は死ねないと意気込みも十分です（P92参照）。

先日、96歳の方から再びインプラントを入れてほしいと相談されました。この患者さんは当初ものが噛めないと悩んでおられ、13年前に当院で3本のインプラントを入れましたが、13年間違和感なく自分の歯と同様に使用されていた様でした（P93参照）。

しかし、ここ数日、他の歯が痛むので食が進まず心配とのことで、娘さんからご連絡を頂きました。玉木先生のところなら行くとおっしゃってくれた様で再診をしました。検査をして重篤な全身疾患もないようなので、全身管理下の元、4本のインプラント手術を行い、無事に成功しました。この方も120歳まで生きると自分でおっしゃってます。

このようにインプラントは年をとっても自分の歯でしっかり噛んで物が食べられる「生活の質」を上げることに貢献できる治療法なのです。

88歳男性と96歳女性の症例写真

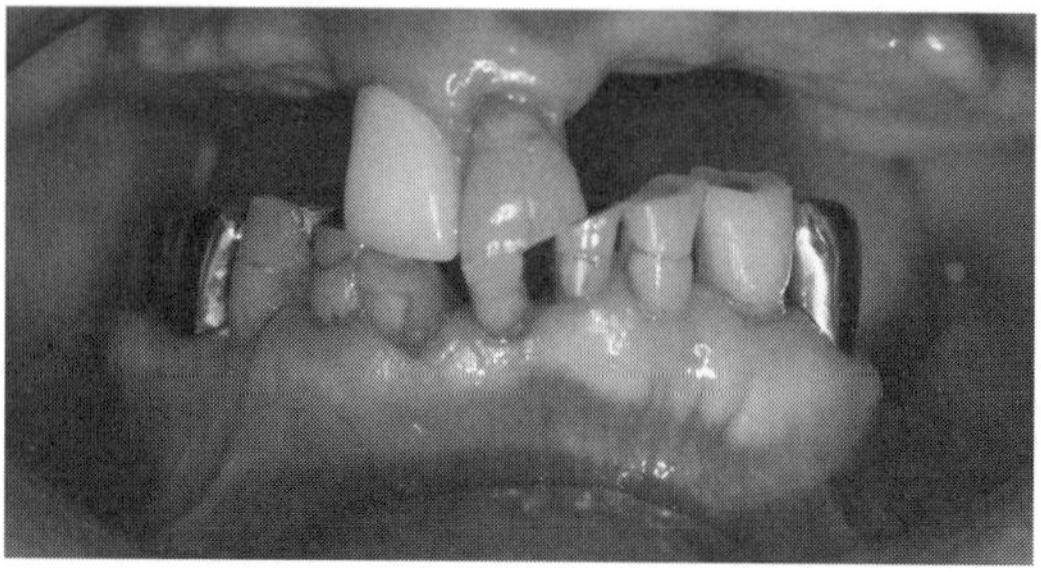

重度の歯周病と虫歯で歯がなくなり来院。治療時84歳

↓

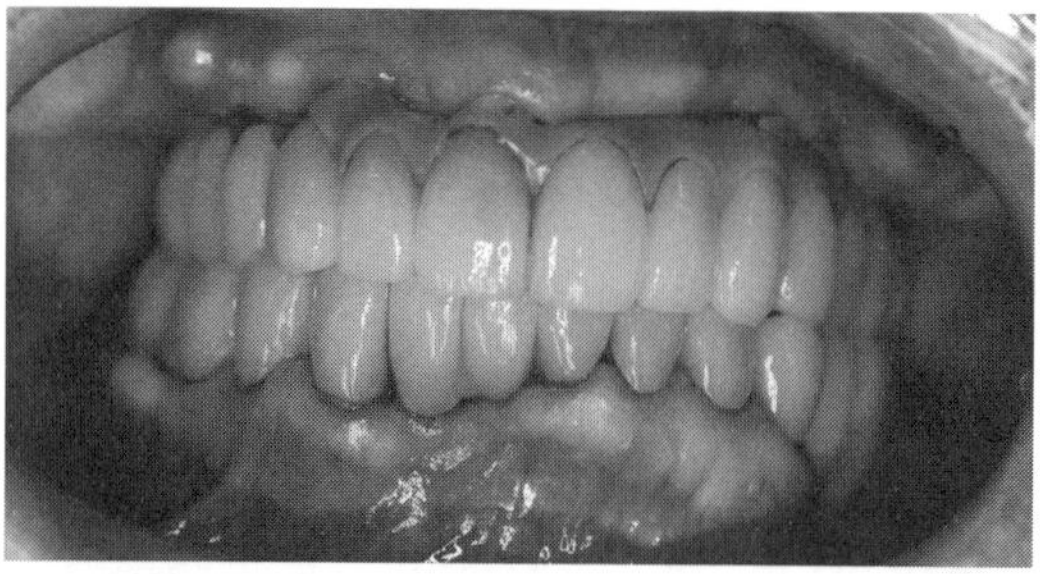

上顎、下顎部にインプラント

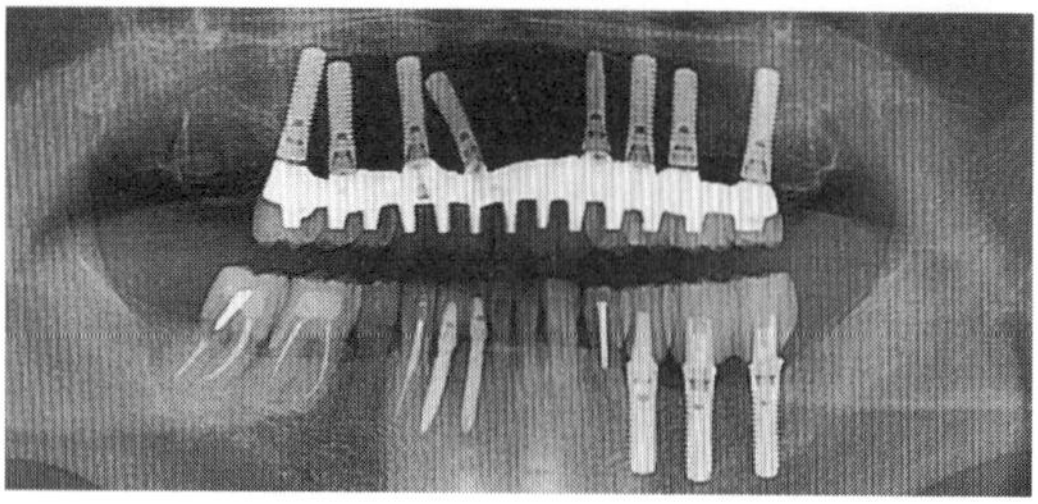

4年経過88歳時のレントゲン写真。良好な経過を示している

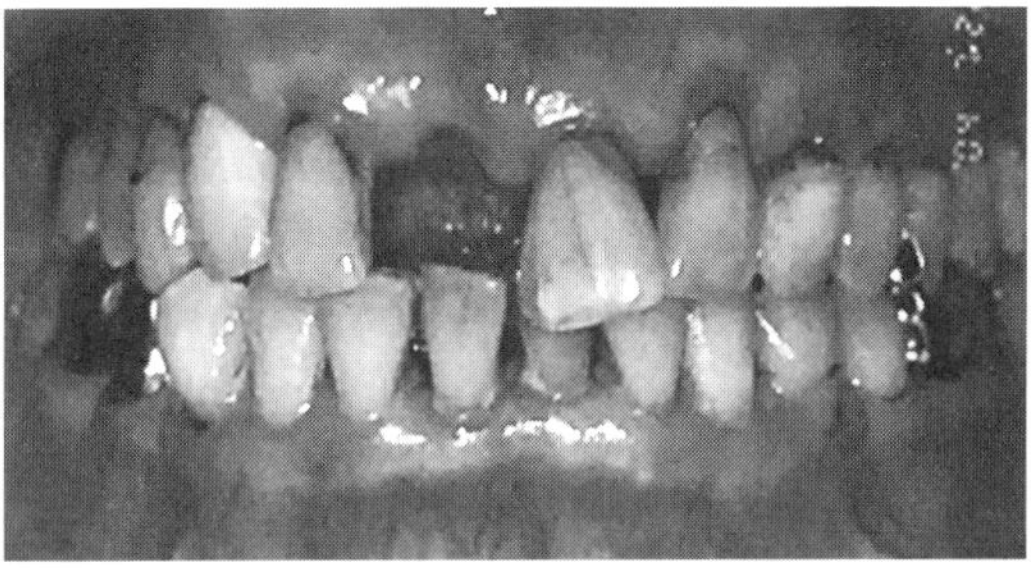

治療時83歳。初診時の口内写真

↓

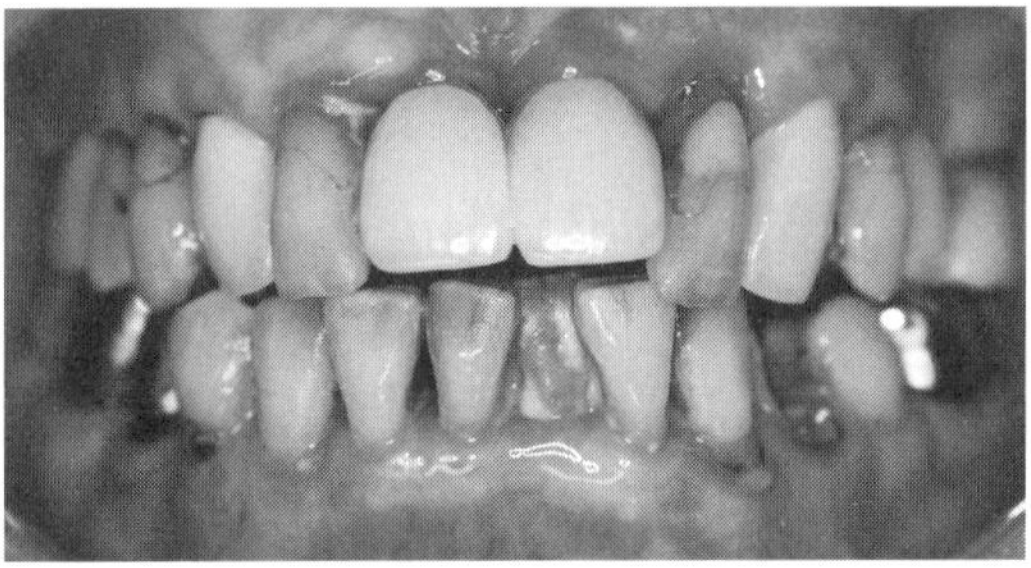

前歯2本にインプラント埋入。13年後96歳時の口内写真

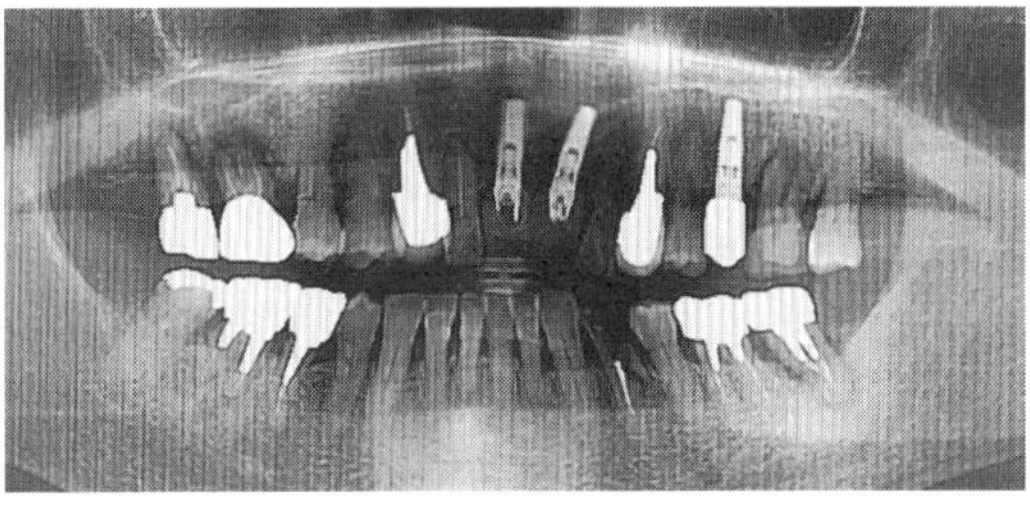

13年経過96歳時レントゲン写真。治療したインプラントは良好な経過を示している

治療費について

インプラントの治療費は主に1本40~60万であり、けっして日本においては安い治療法ではありません。内訳としては材料費+技術費+場所代等々です。もちろんこれより安いクリニックも多数存在します。しかし、治療費が安価な場合は骨結合しにくいものもありますし、中には細菌感染しやすい材料を使用している場合もあります。そのようなインプラント材料を使用されたり、被せ物に至っては割れやすい、または、すり減りやすく、噛み合わせに不調をきたす粗悪な被せ物を使用されたりもします。また術者は高いお金と長い年月をかけて勉強する必要があります。仮にこの部分を料金削減しているのであれば、勉強していない見習いのような歯科医ということになるからです。治療費の安さは歯科医の腕のなさと見るべきです。

患者さんが快適に過ごすためには空間も大切になってきます。診療台（ユニット）や歯科用具を置くテーブルが壊れていたら安全に治療することができません。駅から近ければ高齢の方も足を運びやすいでしょう。確かに保険診療と違い、気軽に受けら

他院での即時荷重法における失敗症例

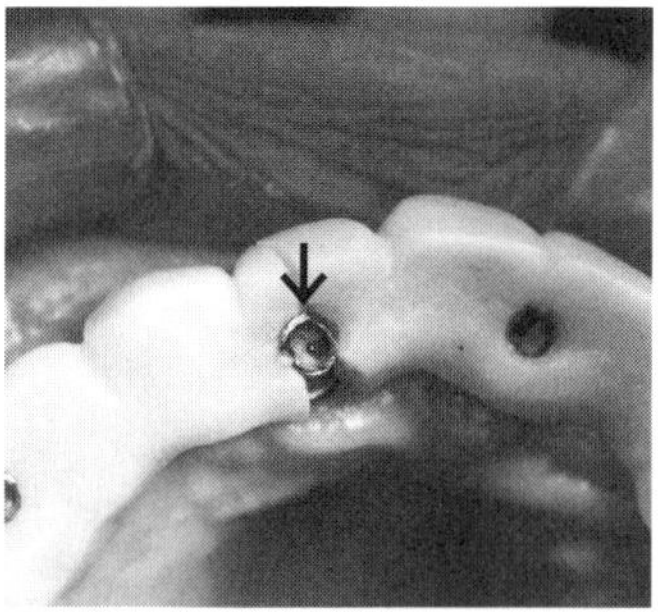

矢印部分を支点にして仮歯が破折してしまい、周囲のインプラントが動揺しており結局抜去となってしまった

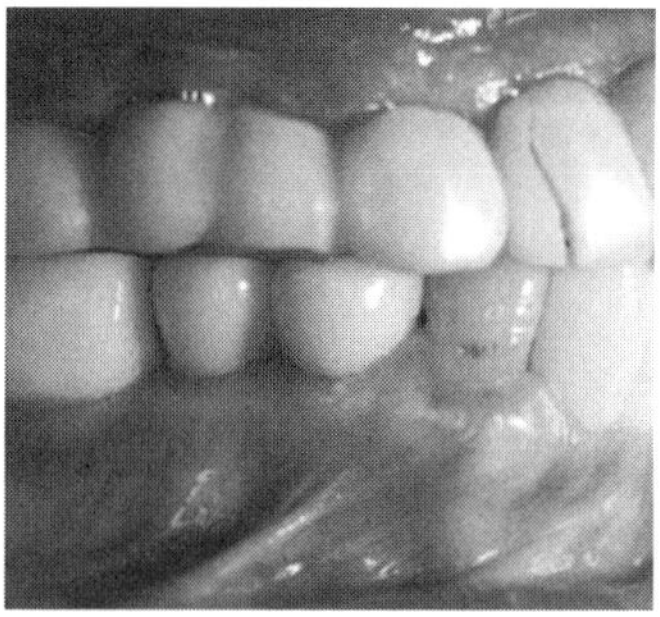

不適切な咬み合わせの状態であるのがわかる

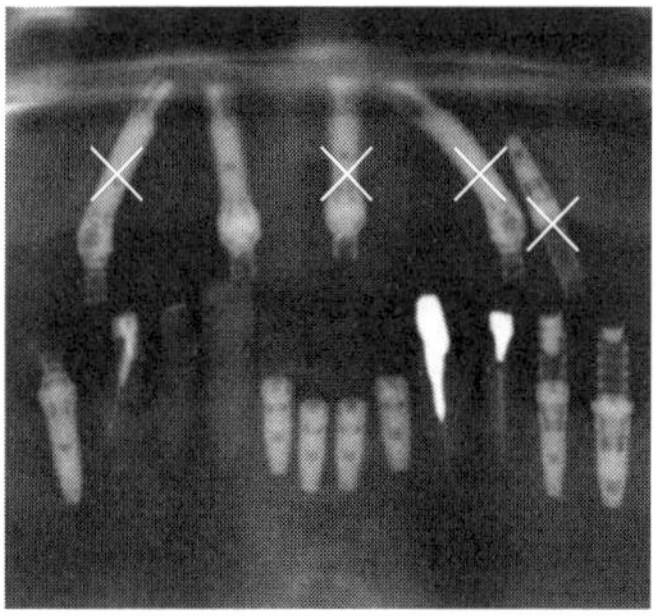

5本埋入中、4本、×印のインプラントが動揺していたため抜去となった

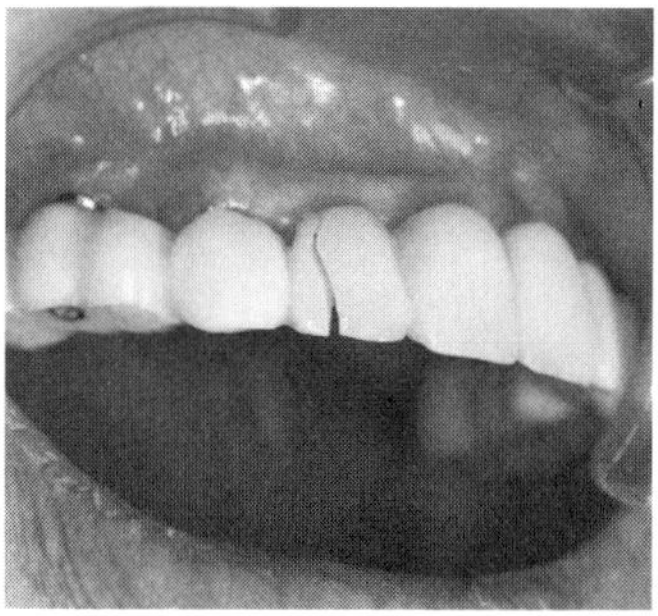

ぜい弱な仮歯の材料を使用していることも失敗の原因である

れる治療費ではないのですが、私は安全確実な手術を行うためには適正な価格だと考えています。

ですが、中にはインターネット等で7万~15万円でインプラント治療が受けられると謳っている歯医者があるようで、私は非常に危険な行為だと感じています。「安い金額で数をこなします、薄利多売します」と言ってるようなものですし、念入りな検査診断も行わず、また、血液検査、歯周病のチェックなどもせずに安い材料のインプラント及び被せ物を入れてしまっているケースも多いのではと思います。こういう歯科で問題が起きてもあまりニュースにはならないので、知らない方も多いと思うのですが、10年後ではなくセットして数ヵ月~1年後に泣く泣く再治療を求めて来られる患者さんもいるのです。

実際、私の歯科医院にも次のような患者さんがいらっしゃいました。他院で入れたインプラントが術後痛み出し、ホームページを見てご連絡頂いたのです。その患者さんのレントゲン写真を撮ると、即時重合レジン（仮歯用プラスチック）の被せ物と銀合金の被せ物が入っていました（P81参照）。

通常レジンは仮の被せ物として用いますが、この患者さんの場合、仮ではなくしっかりと合着されていたのです。また、被せ物が銀合金ですと、アレルギーも引き起こしやすいですし、人体に悪影響を及ぼすと言われている銀イオンが口腔内に漏出し、そして体内に入っていってしまいます。

この歯科医は安く済ませるためにこのような処置をしたのだと思いますが、到底患者さんの将来のことは考えていないでしょう。使用インプラントや被せ物に使用した材料も粗悪でしたが、施術した歯科医の技術も未熟そのものです。そして何よりも倫理観念が疑われます。


1度インプラントを入れてしまってから、再治療となると骨がなくなっているのでやり直しは術者も患者さんも大変なのです。

安くて粗悪なインプラント治療はこのような危険性をはらんでいます。その土地の相場よりも治療費があまりに安い場合は慎重に検討する必要があるでしょう。また歯科医は患者さんの立場になり、倫理観の欠落しないような治療をすることが大事だと思ってます。

歯科医によって大きな技術格差があるインプラント手術

インプラント治療を受けた先生が口腔内の手術（縫合含む）をしたことのない先生だとしたらどのような気分でしょうか？　実際に歯科医師の資格があれば誰でもインプラント手術を行うことが認められています。法律上はなんの問題もありません。

可能性としては口腔内の手術もしたことがないのに、数日間のインプラント講習を受けただけで手術している歯科医もいるということです。れっきとした外科手術であるにもかかわらず、極端な例を挙げれば、実際の患者さんに縫合したことがほとんどないとか、技術の裏付けがないまま、インプラント手術を行っている歯科医が多いことが大きな問題です。

歯科医を選ぶ基準として学会やセミナーで学んでいることは最低限当然です。しかし、生まれつきの器用、不器用によって手術の手技に差が出てしまうのがインプラント手術です。何度も言うようにインプラントはれっきとした外科手術です。骨に穴をあけ人工歯根をあごの骨に埋め込みますし、必要があれば移植手術も行います。

しかし、残念ながら、勉強が嫌いだとか、外科手術が好きでなかったり、不器用でありインプラント手術に不向きな先生もおられるのが現実です。ですのできちんと知識と経験が豊富で経過のよい症例を多く持っている先生にかかることが、安全なインプラント手術を受けるために重要なことなのです。私などは、手術の縫合に関係するのですが、ボタンの縫い付けとかは自分で行うなどの日々の訓練も行っているのです。無用なトラブルを避けるために、患者さんもしっかり下調べをし経過の良好な実績のある歯科医師を選ぶ必要があります。

次章では、インプラントを検討している方がどのようにしてよい歯医者を見分けることができるのか、その方法を具体的な正しいインプラント治療法の説明と合わせてご紹介したいと思います。

第5章

失敗しないインプラント治療と よい歯医者の見分け方

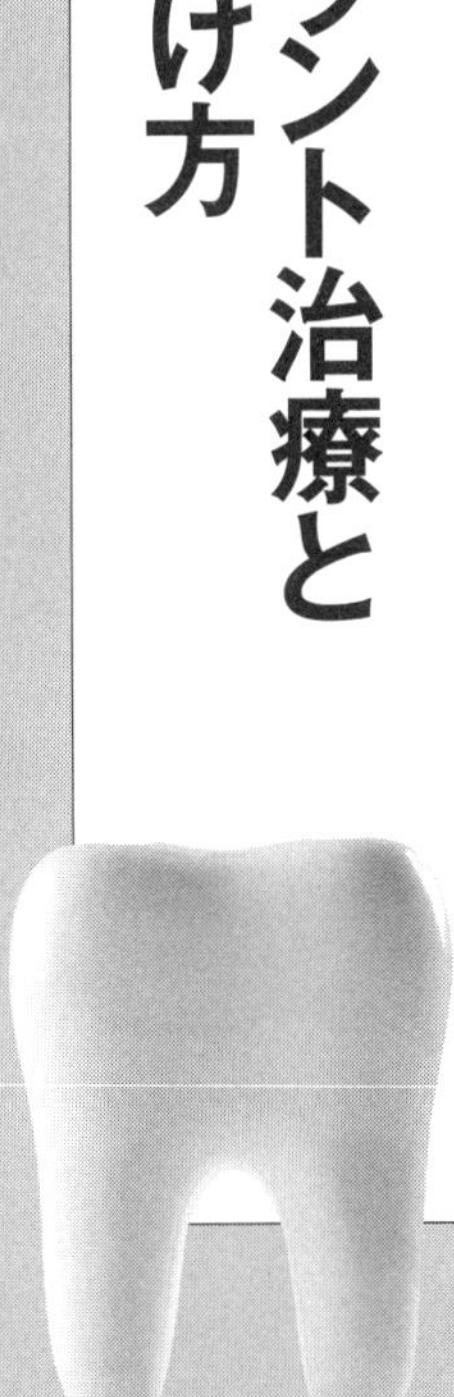

インプラント治療に歯科医院格差がある理由

前章で、皆さんには歯科医選びがいかに大事なのかおわかり頂けたかと思います。

では良質なインプラント治療を受けるためにどのような歯科医院を選べばよいのか。


歯科医院の数が過剰であることは今現在も問題視されています。少子化の影響や立地的に競争が激しく、経営的に苦戦している歯科医院は多いのです。

経営状態が思わしくないため、腕がないにもかかわらず自由診療であるインプラントに手を出す歯科医院も少なくありません。


また、インプラントといっても様々なやり方があり、それぞれメリット・デメリットがあります。これからご紹介する主な治療法を把握しておくだけでも、歯科医の診療方針について正しいのかどうか判断することができるようになります。

よい歯科医院を選ぶための目安もご紹介しますのでぜひ参考にしてください。

また、歯科医院をチェックするにあたってはホームページを見るだけではわからないことが多く、電話したり、直接行ってみたりしてヒアリングやカウンセリングを受けるのも1つの方法です。

要チェックのインプラント治療法

1回法と2回法

主にインプラント治療には1回の手術で済む『1回法』と2回に分けて手術を行う『2回法』があります。どちらともメリット・デメリットがあり患者さんのケースに合わせ治療を進めていきます。

1回法の流れ

麻酔をして歯茎を開く↓ドリルで骨を削ってインプラント埋入する（この時インプラント体の一部（ネック）を少し出しておきます）↓6～8週間後アバットメント（支柱）締結、被せ物を装着

メリット

●手術が1回で済むため患者さんに優しい

●歯茎を温存する手術をしておけば歯周炎にもなりにくく経過がよい

デメリット

●1発で入れないといけないので歯科医の腕に非常に左右される

●比較的あごの骨がしっかりしている必要がある

2回法の流れ

麻酔をして歯茎を開く→ドリルで骨を削ってインプラントを埋入する（この時インプラント本体を骨縁下の状態にする）→歯茎を被せて縫合する→数ヶ月後再度麻酔をして歯茎を切ってアバットメント（支柱）締結、被せ物を装着

メリット

●埋入外科手術時に完全に粘膜を閉じてしまうため、感染症のリスクが低いとされている

●ほとんどのケースで使える
●前歯など審美を気にする場合に適している

デメリット

●2回以上手術が必要なので患者さんへの外科的侵襲（痛み腫れ）が大きい
●抗インプラント周囲炎予防に重要な角化付着歯肉が欠落してしまう
●費用が高くなってしまう

学術的には1回法も2回法も成功率の経過はほとんど一緒と言われています。日本の歯科医は1回法も2回法も半々くらい、もしくは2回法の方が若干多いかもしれません。昔からある方法なので師匠の先生が2回法でやってると、教えを請うた弟子の先生も同じやり方になるのです。

私はほとんどの場合(9割)は1回法術式を使ってます。自分の長年やってきたデータだと、1回法の方が経過が良好なのと患者さんの手術が1回で済み、患者さんから

1回法と2回法の治療の流れ

1回法術式（ツーピース）

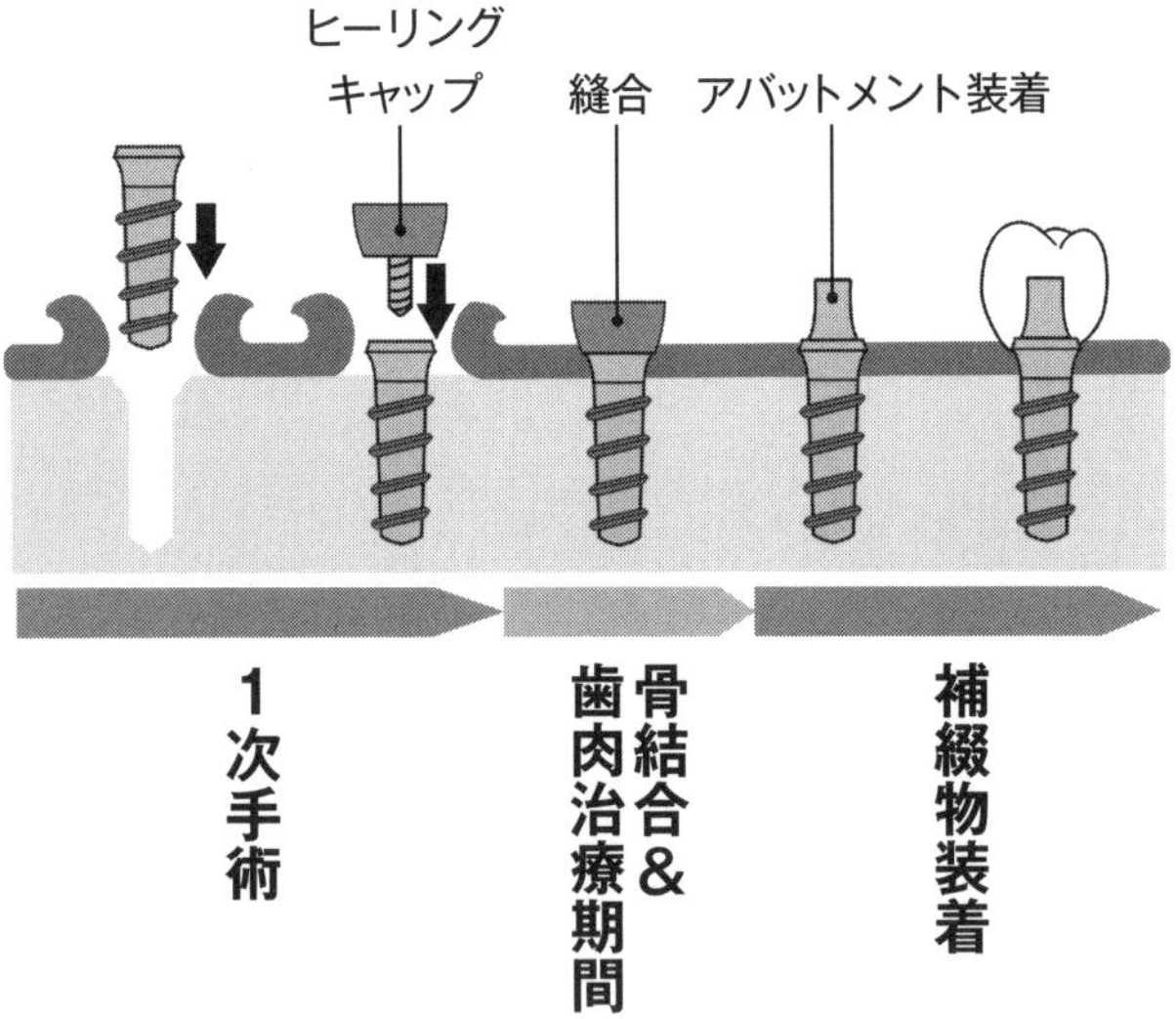

※ツーピース＝インプラント体とアバットメントが分かれている

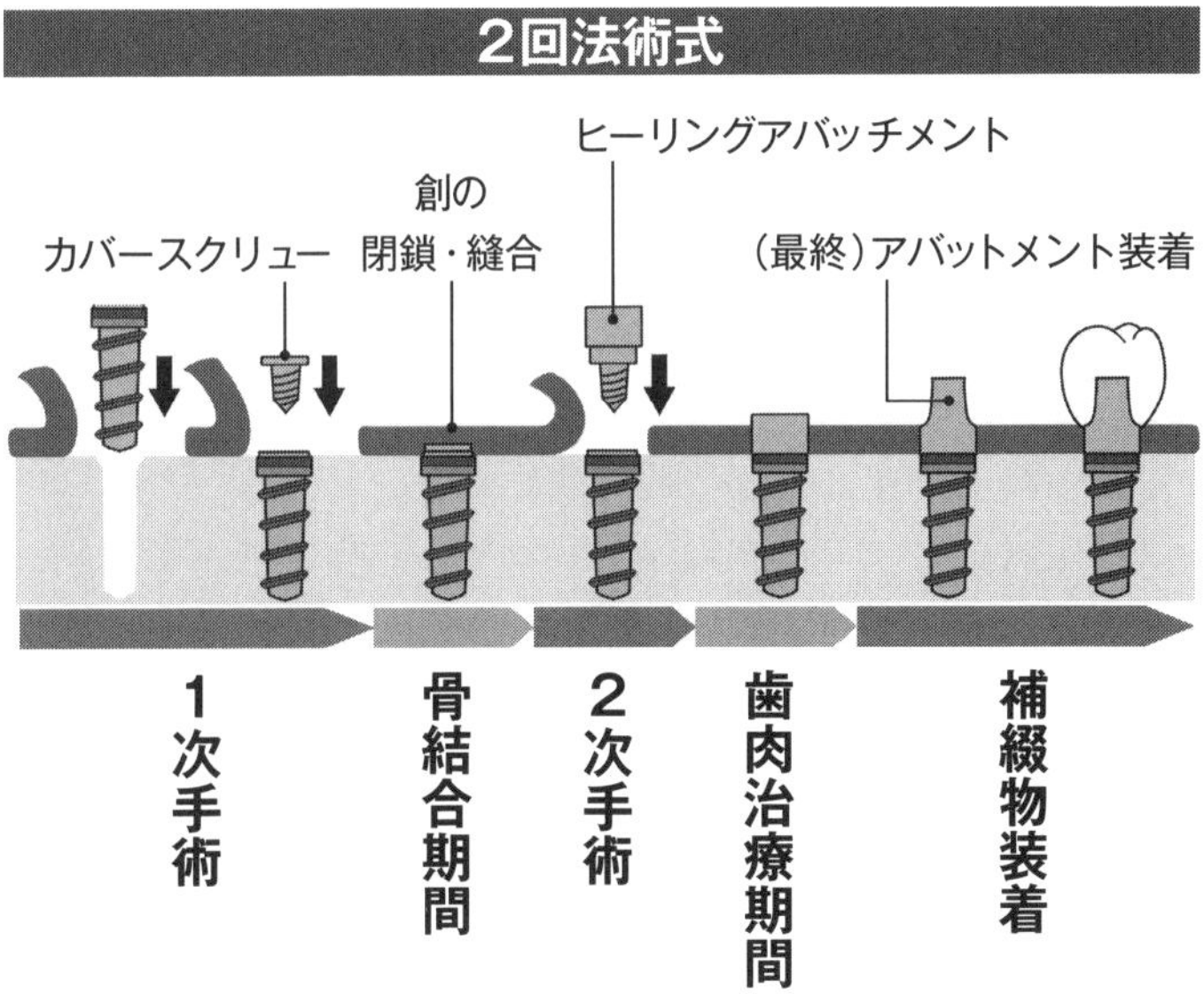
2回法術式
ヒーリングアバッチメント
創の
閉鎖・縫合
カバースクリュー
（最終）アバットメント装着
1次手術
骨結合期間
2次手術
歯肉治療期間
補綴物装着

喜ばれるからです。

骨移植

インプラント治療を施すには土台となる骨がしっかりあることが条件です。しかし、歯周病や歯根破折が原因で化膿して骨が溶けて吸収してしまっている場合、失われた骨の代わりに人工的に骨を再生させることができます。その場合、人工骨という骨補填材料を使用します。

人工骨は大きく分けてａ牛骨（牛由来骨）、ｂ人骨（人由来骨）、ｃ合成代用骨があります。ヨーロッパでは多くの場合牛骨が使用されています。アメリカでは人骨も多く使用されています。他に合成骨として骨の主成分であるハイドロキシアパタイトとβＴＣＰ（β－リン酸カルシウム）を合成したものが使われてる場合もあります。

国際的にはａ牛骨がもっとも多く使用されています。世界中で使用されている牛由来の代用骨のことです。この牛骨を使用することで失っていた骨の再生を手助けできます。牛骨は自家骨（自分の骨）と混合すると良質な骨になるとされています。ただし、

２０１８年時点でこの牛骨を扱う方法は日本の大学病院では扱うことができません。この方法は歯周病治療ではすでに認可されているため、大学病院でも歯周病科では既に使用されているのですが、インプラントについては、厚生労働省の薬事認可が通っておらず使用できないのです（２０１８年時点）。同じ生体内に入るのにインプラントでは認可されないとは不思議な話です。それ故、大学病院では、これらの代用骨が使えないため、自家骨移植という大変な手術となってしまうのです。

開業の歯科医院でしたら患者さんに説明をして承諾をもらい、厚生労働省に個人輸入の届け出を出せば使用することができます。

人工骨を使用せず、患者さん自身の骨を移植する自家骨移植という方法は、外科手術で痛みも伴います。痛みを避けたい方は牛骨など人工骨による骨再生治療を行っているかどうかは１つの判断基準となります。

インプラントの種類

今では世界中で当たり前の治療法になったインプラントですが、１９００年頃から既に色々な材料が使われていたと言われています。どんどん進化を遂げながら現在でも多種多様なインプラントの種類が存在します。

中でも世界中で多く使用されているのはトップブランドのストローマン社製のストローマンインプラントと、ノーベルバイオケア社製のブローネマルク及びリプレースと呼ばれるインプラントと言われています。

私の歯科医院では厳格な国際基準規格に適応、認証を受けているストローマン社製のストローマンインプラント、もしくはそれと同じ表面性状に準じたティッシュレベルインプラントを使用しています。

専門的な話になりますが、私がインプラントを選ぶ基準は、①ティッシュレベルと言われる形状のインプラント、②表面形状がＳＬＡ（サンドブラスト、ラージグリッド、アシドエッジド→すなわちサンドブラストしてありかつ酸エッチングしてある）、それを満たしているものです。今までの症例から、この形のインプラントが骨吸収が少なく折れにくいとのデータが出ていて非常に信頼性が高いのです。その基準を満たしているものがストローマン社製ティッシュレベルインプラントとデンティウム社製

多様な形状のインプラント体

ノーベルバイオケア社製
ブローネマルクインプラント
（ボーンレベル：エクスターナル）

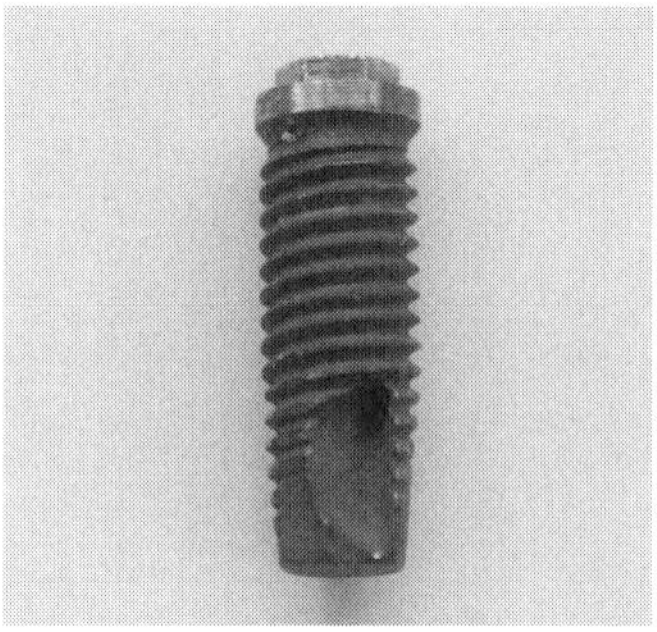

ストローマン社製
インプラント
（ティッシュレベル：ツーピース）

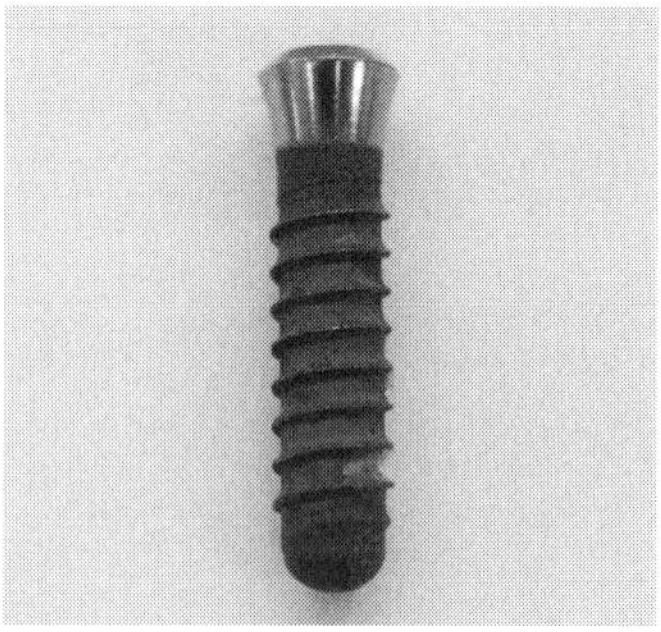

アストラ社製インプラント
（ボーンレベル：インターナル）

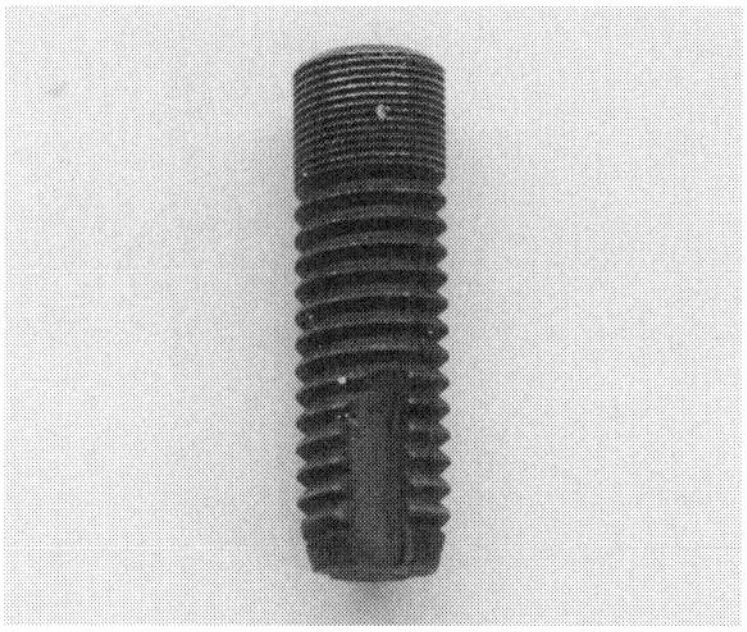

インプラントと一言で言っても様々な形状がある

ティッシュレベルインプラントです。

一方、ノーベルバイオケアのブローネマルクはインプラント開発者の名前であり、今も有名で1番多く歯科医に選ばれています。世界で初めて科学的に機能が証明されたインプラントでありますが、周囲の骨が吸収しやすく、ティッシュレベルインプラントに比べ折れやすいとの評価です。

国際的な論文で、この会社の表面性状に問題ありとの評価が出たことがあり、実際に他院で入れたインプラントが折れ、来院された患者さんもおります。1度折れると周りを傷つけないように抜去しなければならず、手間と時間と再治療費用がかかってしまいます。

その他、インプラントの中には安いけれど耐久性に?マークが付くようなものも存在しています。1度インプラントを入れたら少なくとも強度、構造的に20年以上は持たせたいもの。そのためには歯科医師の技術はもちろん、表面性状及び強度的、構造的に優れた信頼性の高いインプラントを選択しなければいけません。

手術当日から硬いものが噛める即時荷重法

前歯を抜歯すると歯がない部分が目立ちます。また多数歯がなくなってしまった方も物が噛めず不便を感じることでしょう。従来はインプラント治療をして普段通りに噛めるようになるまで半年程度、もしくはそれ以上かかっていました。しかし、手術当日から見た目を確保して、かつ物が噛めるようになることを可能にしたのが即時荷重法です。即時荷重法とはインプラントを埋入した後、当日すぐに固定式の人工仮歯をつける治療法のことです。手術当日から見た目もよく、手術当日から食事をとることが可能なので患者さんの不安や不満を解消することができます。前歯がない方と多数歯がない方には画期的な治療法と言えます。

即時荷重法のメリット・デメリット

メリット

●手術当日から見た目（審美性）を改善することができる

●当日から食事をとることができる
●治療期間が短く済む

デメリット

●高い技術が必要とされる（どのDrでもできる訳ではなく、テクニカルセンシティブ）
●被せ物がレジン（プラスチック素材）だけだと割れることがある

即時荷重法で使用する仮歯が割れるとインプラント本体も割れてしまい、全部やり直しになってしまうことがあります。それゆえ、私の歯科医院では被せ物が割れることのないように仮歯にはメタル補強をしています。メタルであれば仮歯本体が割れてしまうことはそうそうありません。

ほとんどの歯科医師が補強なしのレジン製のみで仮歯を作っています。要注意です。気を付けてください。

また、前歯の欠損や多数歯欠損では画期的な治療法ですが、安全面を考慮し私は奥歯などの1本欠損の場合はこの方法は用いません。意味、価値がないと判断しており、

即時荷重の装着前装着後

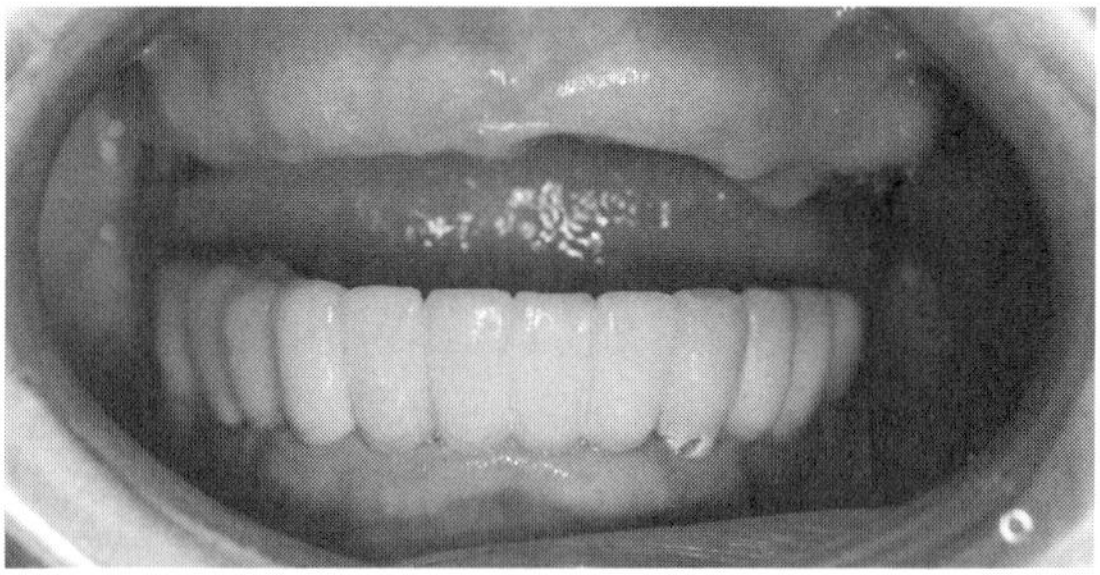

即時荷重法
手術直前

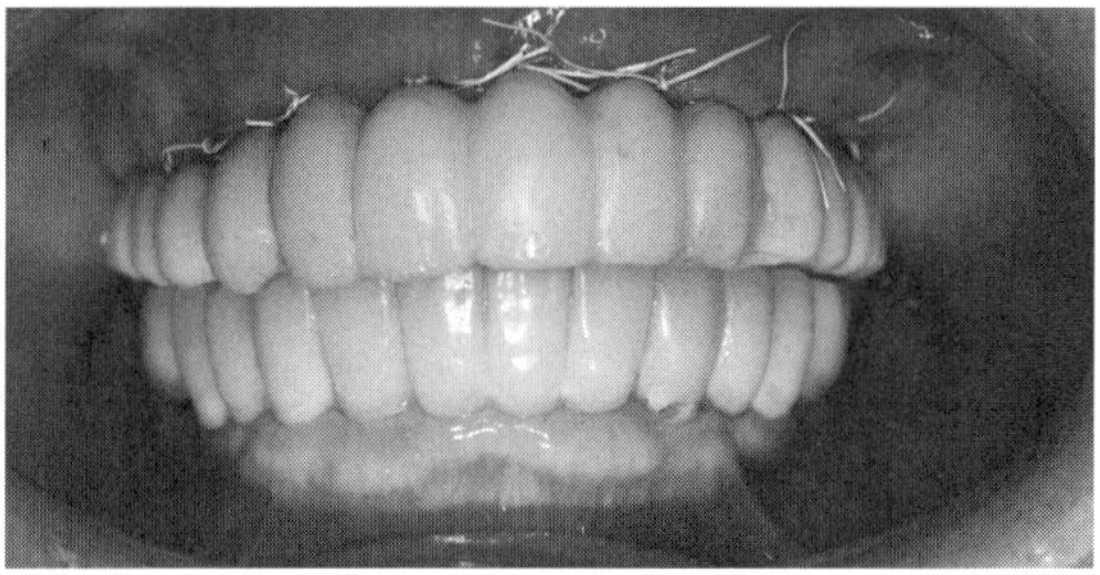

即時荷重法
手術当日。
仮歯装着後

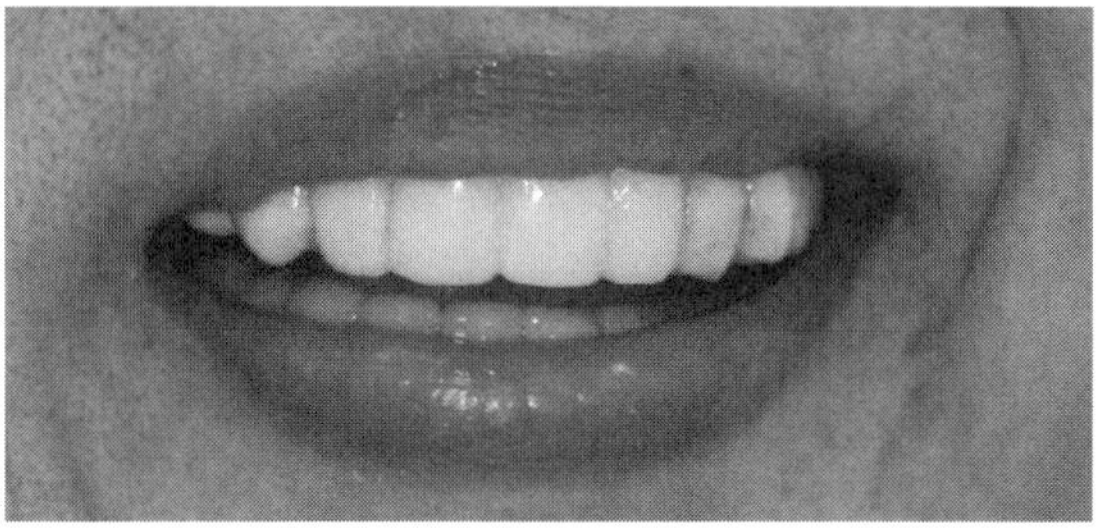

即時荷重装
着後の自然
な口元

早く終わらせるよりも安全で確実にインプラントを入れたいからです。

画期的な反面、高度な技術が要求されるこの治療を受ける際には、仮歯の材質や経過実績を事前に確認しておくことが大事です。

学会で発表しているレベルが必要

ここからインプラント治療を受けるために、よい歯科医院を選ぶための目安をご紹介したいと思います。

インターネットで調べると、よく○○専門医などと書かれている歯科医院のホームページを目にしたことはありませんか？　しかし、この肩書だけで安心と判断してしまうのは早計です。

○○専門医、実はこれは技術的に上手で認められたからなれるというものではないため、厚生労働省の認可もおりていないのです。ある意味では知識と経験はあるかもしれませんが、専門医だからと言って臨床でしっかりとよい結果が出ているとは限らないので、それだけで安心してはいけません。

読者の方が歯科医院をお探しの際、目安にしてもらいたいのはその先生にインプラント学会やスタディーグループ（歯科医の勉強会）で症例を発表している実績があるかどうかです。インプラント学会やスタディーグループに参加して自らが手掛けた症例を発表している先生方は基本的に皆さん勉強熱心です。

資料も採取していない下手な先生はインプラント学会で症例発表などなかなかできないのです。大切な判断材料であるX線写真や口腔内写真を撮影し、資料をしっかり採取して日々研鑽しています。特にデンタルレントゲンという小さなレントゲン及び口腔内写真を常時たくさん撮っている先生は手間を惜しまないで自己研鑽しているという意味で信頼がおけます。

また手間を惜しまないで自己研鑽しているので患者さんに対しても良心的な先生が多いのです。患者さんに良心的ということはアフターケアまでしっかりとフォローしてくれますので安心と言えるでしょう。

歯科用ＣＴを導入しているか？

めったに歯科医院でＣＴを撮る機会はないかもしれませんが、インプラントを入れるのであればＣＴ画像は欠かせない診断材料です。ＣＴ映像によって歯並びやかみ合わせ、歯周組織・骨も立体的に診ることができるだけでなく、あご骨の形態や位置関係まで正確に測ることができます。インプラントの埋入予定部位の骨を立体的に把握することができるのです。

たくさんの情報を得られるＣＴですが、よく皆さんが気にされているのは撮影時の被ばく量だと思います。大学病院でインプラント治療を受けるとたいてい医科用ＣＴを使用して撮影されますが、歯科用ＣＴはそれとは違う機器です。医科用ＣＴのように全身を撮るわけではなく、あご骨や歯に焦点を当てて、ピンポイントで撮影しますので被ばく量、撮影時間、撮影範囲、費用までまったく異なっています。私が考えるＣＴやレントゲンの必要条件は、①高解像度、②低被ばくです。それではどのように違うのか医科用のＣＴと比較してみましょう。

歯科用CT

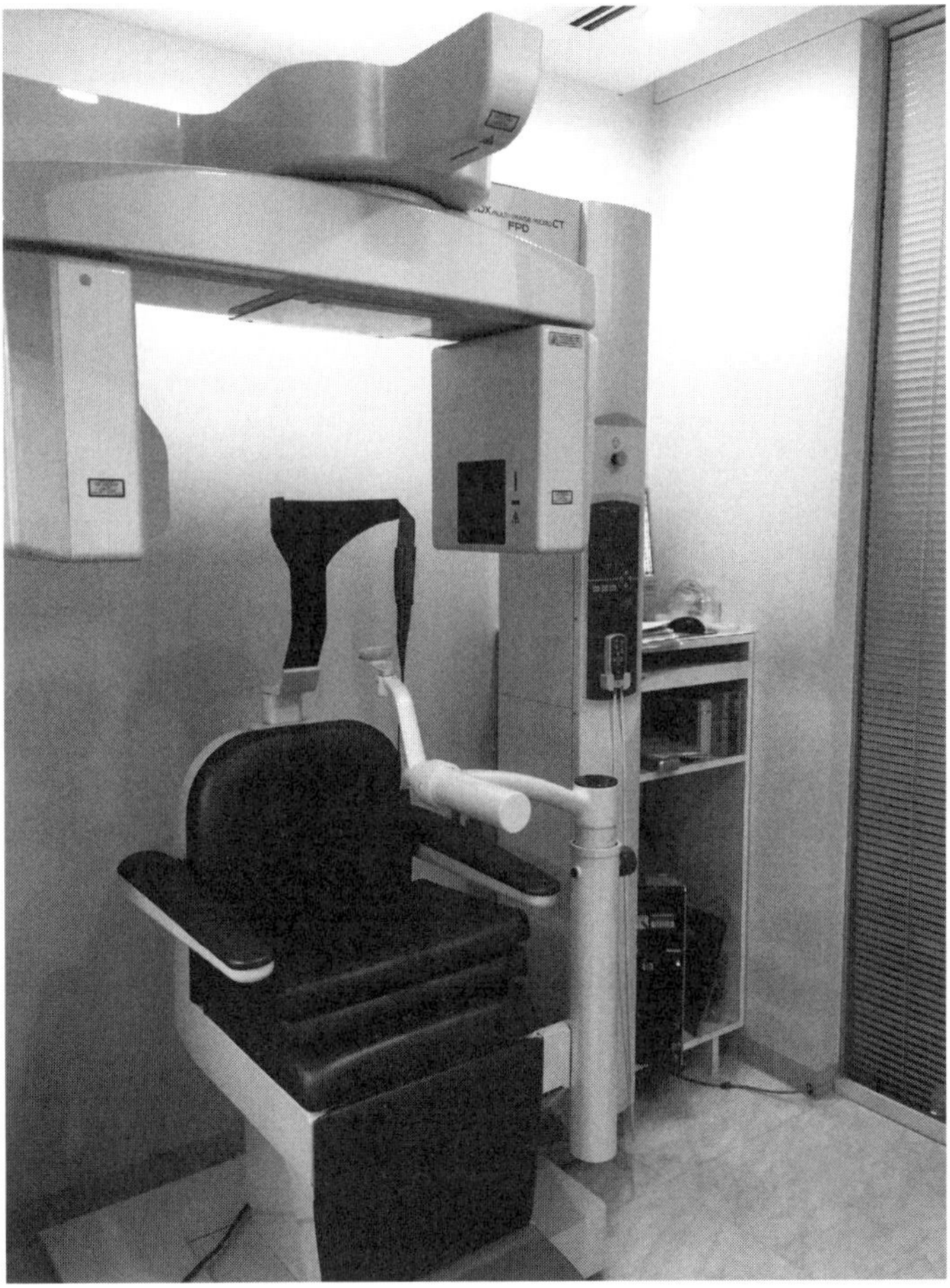

歯科用CT（コーンビームCTともいう）のメリット

●被ばく量は医科用に比べ1／8～1／50

●撮影範囲も小さく撮影時間も10～20秒と短く済む

●高解像度である

●費用も安く抑えることができる

歯科用CTのデメリット

●軟組織の変化はあまり反映されない

歯科用CTは、日常の1日で浴びている被ばく量よりも少ないのが1番のメリットです。通常のレントゲンだけでは神経や骨量を立体的に把握できません。この歯科用CTを使用することで手術が安全に行える手助けとなっている重要な機器なのです。

歯科用CTを導入しているかどうかで、その歯科医院の安全な手術に対する姿勢がわかりますので、選ぶ際の1つの判断基準になります。参考までに医科用CT撮影時に浴びる被ばく量は、半年間に浴びる紫外線量とも言われています。

デンタルレントゲン（10枚法）とは？

インプラント治療に限らず健康な自分の歯を残したいのであればデンタルレントゲン（口内用の小さいレントゲン）を常時撮影している歯科医院を絶対お勧めします。小さいデンタル写真は1枚で全体が見られるパノラマ写真よりも正確で解像度が高く細かい所まで鮮明に見ることができるのです。

初期の虫歯の確認や歯周病の少しの変化を確認するにはとても大事な判断材料です。中でも私がお勧めしたいのは『デンタルレントゲン（10枚法）』です。デンタルレントゲン（10枚法）とはレントゲンで上下左右の歯を10分割にし撮影していく方法で、自分ではわからなかった初期の虫歯や歯周病に気が付くことができる方法です。1枚で撮るパノラマ写真では全体の平均的な部位に焦点を合わせるため、解像度が低く初期の虫歯はわかりづらいですし、歯周病の原因である歯石が見えづらいのです。

10枚も撮って被ばく量は大丈夫か？　と気にされる方もいらっしゃると思いますが、

1年間の限度とされる値の10から100分の1の値なので問題ないとされています。

医科用CT：5mSv／1枚
歯科用CT：0.1mSv／1枚
パノラマ写真：0・03mSv／1枚
デンタル写真：0・01mSv／1枚

デンタルレントゲン（10枚法）で撮るレントゲンは画像がとても明療であることからインプラントを入れる前や後に撮ると経過が追いやすいのです。それゆえインプラント手術を行う際にはデンタルでも撮る必要があると考えています。

10枚法で撮ると時間がかかり面倒くさいので撮らないという歯科医院もあるようですが、慣れれば患者さんに負担なく連続で撮ることが可能です。そこは歯科医院側が練習しなければならないと思っています。歯科医院側の理由で検査、診断項目を怠ってはいけないのではないでしょうか？

インプラントの術後は特に歯周病の進行も気をつけなければならないので経過を

通常のレントゲンとデンタルレントゲン(10枚法)

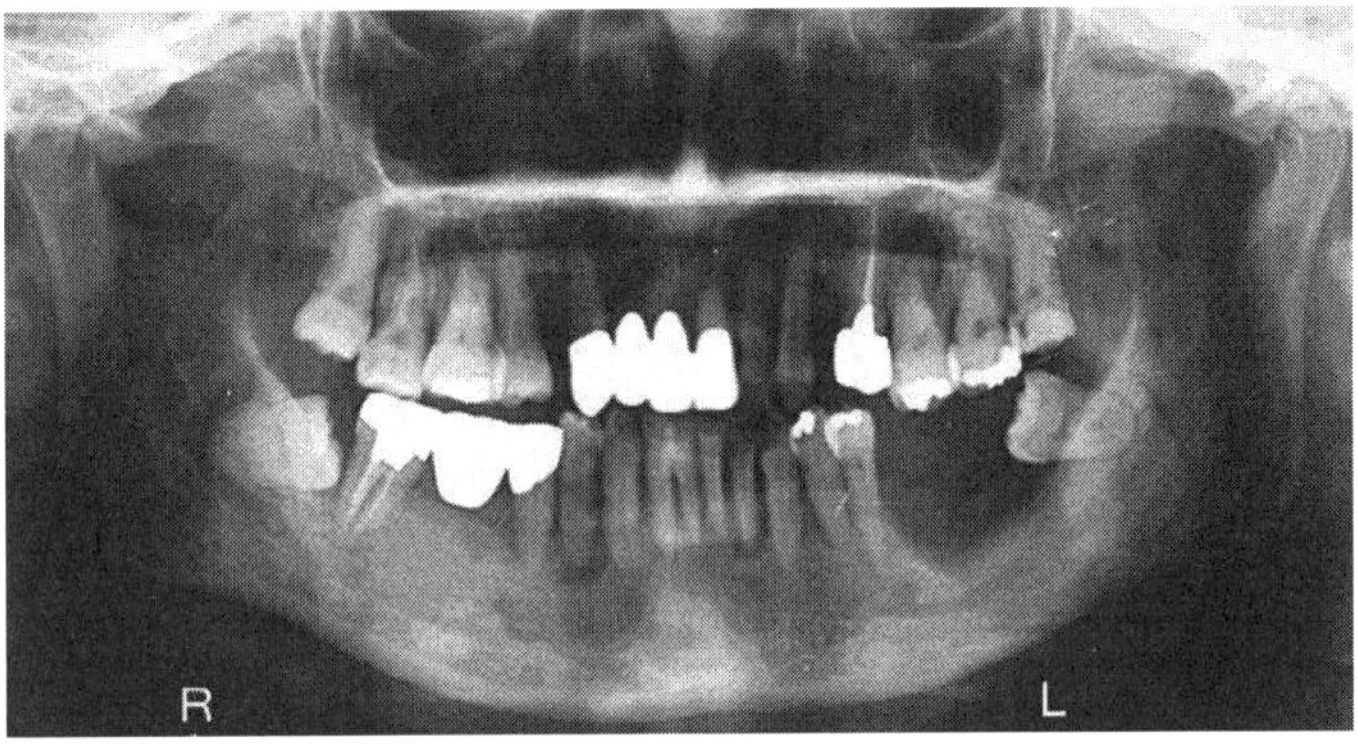

通常のレントゲン(パントモレントゲン)

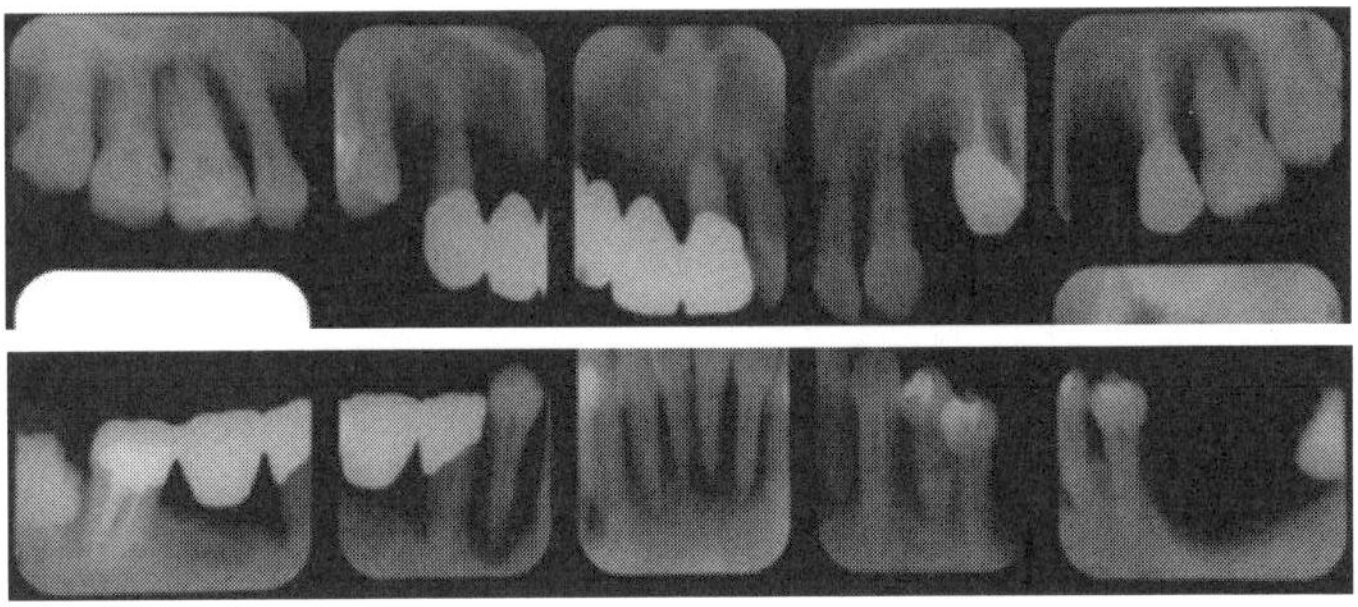

デンタルレントゲン(10枚法)。通常のレントゲンでは見えない部分も見える

追っていくために大切です。私はインプラント治療を行うならデンタルレントゲン（10枚法）は必須の診断方法だと考えています。

技工士がいる歯科医院を選べ！

昔は院内に歯科技工所がある歯科医院が多かったのですが、現在ではほとんど院内技工所がある歯科医院はなく、外注するスタイルが増えています。最近は、安い海外に発注する歯科医院も増えており、外注の歯科技工所は競争が激しいので、どうしても質より数を優先し、安く歯科医院に提供する所が多いようです。

なぜ歯科技工士が院内に必要かというと速さはもちろん、高品質及び審美性に優れた被せ物を作れる点です。長く待たせることがないので患者さんの負担も軽減します。

外注の歯科技工所の場合、在籍する歯科技工士さんによって腕に差があるので品質にどうしてもばらつきが出てしまいます。また1度失敗してしまうとやり直しに時間がかかりますし、遠方から来てくださっていた患者さんでしたら再度来院の負担もかかってしまいます。外注だと完成まで通常4日～1週間前後かかりますが、院内技工士が常駐していれば、当日その場ですぐ確認できるので、装着までの時間が早くなり、技工物の質も向上するのです。

つまり、被せ物の色の確認は外注の場合口内写真を撮って送りますが、院内に技工士さんが常駐していれば、直接目で見て確認することができます。実際、目で見るのと写真で見るのでは異なり、色や形の正確さも違ってくることもあります。個人個人で歯の形や噛み合わせ、歯の色はすべて異なるので模型や写真以外に目視するのがクオリティのためには非常に重要です。

歯科医師と歯科技工士が連携することで、互いによりよい知識や技術を向上させることができるのもメリットの1つです。とても精密な作業なので、信頼がおける長年一緒にやってきた歯科技工士との共同作業が質の高い被せ物を生み出すのです。それを患者さんに提供できるのが院内技工所を持つ歯科医院の大きなメリットだと考えます。

手前味噌ですが、私の歯科医院には現在4人の歯科技工士がおり、全員が10年以上共にやってきた仲間です。若い技工士を安く使っている歯科医院もあると聞いていますので、院内技工士のすべてが高いレベルとは言い切れませんが、ベテランの有能な歯科技工士がいる歯科医院は安心できるレベルの1つの目安となります。

血液検査をしているかどうか？

血液検査は医科の外科手術では必須項目ですが、驚くことにインプラントを含めた歯科の外科手術ではほとんどの歯科医が血液検査を行っていないのが現状です。

血液検査もせずに外科手術をするなんて怖いと思いませんか？

血液検査を行うことで全身状態を把握し、体調に問題はないか、血が止まりにくくないかなど患者さんの健康状態をチェックすることができます。患者さん自身が病気や感染症にかかっていることに気が付いていないケースもあります。

実際に私の歯科医院でも血液検査をした結果自分が病気や感染症にかかっていたと知り、感謝されたことがありました。

糖尿病など自覚症状が出ない病気もあるので、自分は問題ないと思っていてもきちんと血液検査を行っている歯科医院を選択するべきなのです。

例えば糖尿病に気付かずに手術を行ってしまうと、術後の経過も悪くなってしまうことがあります。自覚症状のない糖尿病は血液検査を受けなければわからないのです。また、院内感染の可能性も大きな問題です。患者さん自身の安全を担保しインプラント治療に影響しないためにも検査をするべき項目は最低でも以下の通りです。

インプラント治療でトラブルを防ぐための血液検査項目

- 一般検査（腎・肝含む）
- ＨｂＡ１ｃ（糖尿病の指標）

●感染症の4項目（B型肝炎、C型肝炎、HIV、梅毒）

インプラント治療を安全に行うために最も大事な点は、糖尿病の有無と感染症の有無です。HbA1cという検査項目で糖尿病の既往があるかどうかを調べることができます。糖尿病の患者さんは術後の傷の治りが悪いので、骨とインプラントが結合されにくく経過不良になる場合があります。

また、血液検査によって感染症の有無を調べることは院内感染という重要な問題を未然に防ぐためにも必須だと考えます。

感染症の方とわかれば事前に感染症の方専用の器具等を揃えることができます。そうすることで術者やスタッフ（アシスタント）、他の患者さんへの感染を未然に防ぐことができるのです。

スタンダードプリコーションという米国疾病管理予防センターが推奨する標準感染予防策は大前提としますが、院内感染という不測の事故が起こらないよう、特に外科的手術を行う歯科医は血液検査の重要性を理解し必須項目として実施することが当然の必務です。

医科の手術の際は当然のことなのですが、同じく外科手術であるインプラント治療を受ける際、血液検査を実施していない歯科医院にはかかるべきではないと考えます。

分院経営は危ない！

有名な歯科医院は規模が大きく、分院経営になることが多々あります。なぜ分院がよくないのでしょうか？　多種多様な先生が在籍しているため、先生によって治療方針が異なったり、治療技術がバラついて、治療技術の格差が大きくなってしまうことが多いからです。

個人の歯科医院では院長がいないことはめったにないので、院長に診てもらいたい旨を伝えれば診てもらうことが可能です。しかし、分院の歯科医院の場合、腕のよい院長に診察してもらいたくても雇われ院長しかおらず、本院長は他の分院へ出張してしまってることも多いのです。

治療後何らかのトラブルが発生した時に責任のある院長がおらず、雇われ院長では責任をもって処置できない事態が起こることも多々あります。また雇われ院長は実質勤務医であり、給料も歩合制なので質よりも数と売上（金になること）を優先しているのです。

患者さんの数が多いと通院するたび違う先生に変わってしまうケースもあります。インプラントを入れたとしても、きちんと経過を診てもらえずに終わってしまうことも多々あります。これでは患者さん1人1人の声に寄り添うことができず、患者さんも不安な気持ちになってしまうでしょう。

インプラントのように長期経過観察が必要な治療は、信頼関係を築くためにも1人1人の声に耳を傾け、二人三脚で経過を追うような医院が望ましいのです。

経過のよいインプラントの20年経過データがあるかどうか？

「症例」をホームページに掲載している歯科医院は数多くあります。

しかし、ホームページに「たくさん症例があります」と書いてあっても、それだけで判断してしまうのは危険です。

大事なのは症例数が多いことよりも、術後10年とか20年とかの経過良好な長期症例の数があるかどうかです。ただ、インプラント治療の経験が豊富だとしても、経過がよくなければ意味がありません。

私はインプラントは信頼できる材料を使用し、施術する先生の技術がしっかりしていて有能な歯科衛生士がきちんとメンテナンスをすれば10年20年と長期に使用できるのではと思っています。材料については、私は過去の症例から、約束事を守ったティッシュレベルインプラントが現在最も信頼できると考えています。

技術ある歯科医に治療してもらうために歯科医選びは今後の生活に関わるほど重要

インプラント埋入後20年経過した症例写真

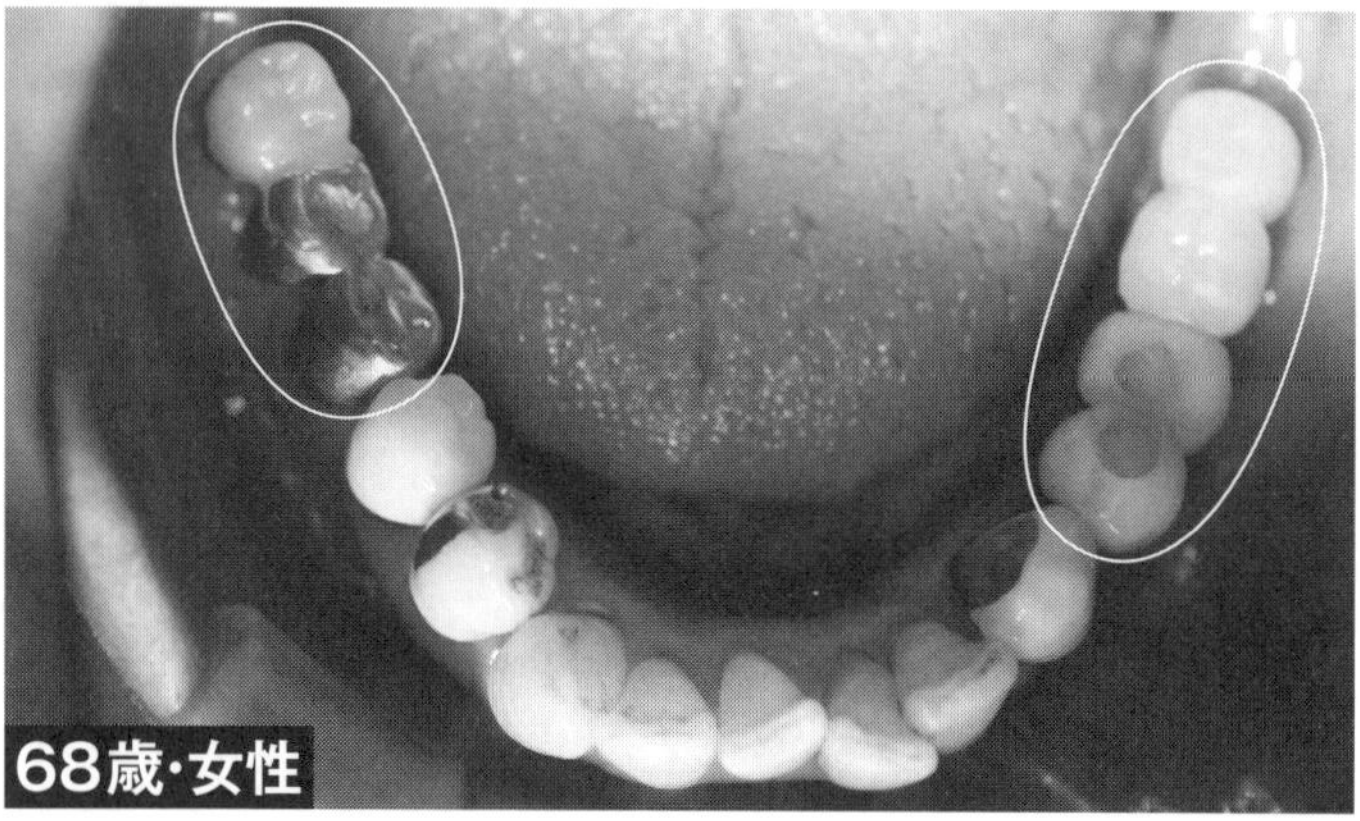

68歳・女性。下顎の奥歯が虫歯で抜歯。部分義歯を装着するも満足せず、47歳時インプラント治療を行う。約21年経過も良好な状態を保つ

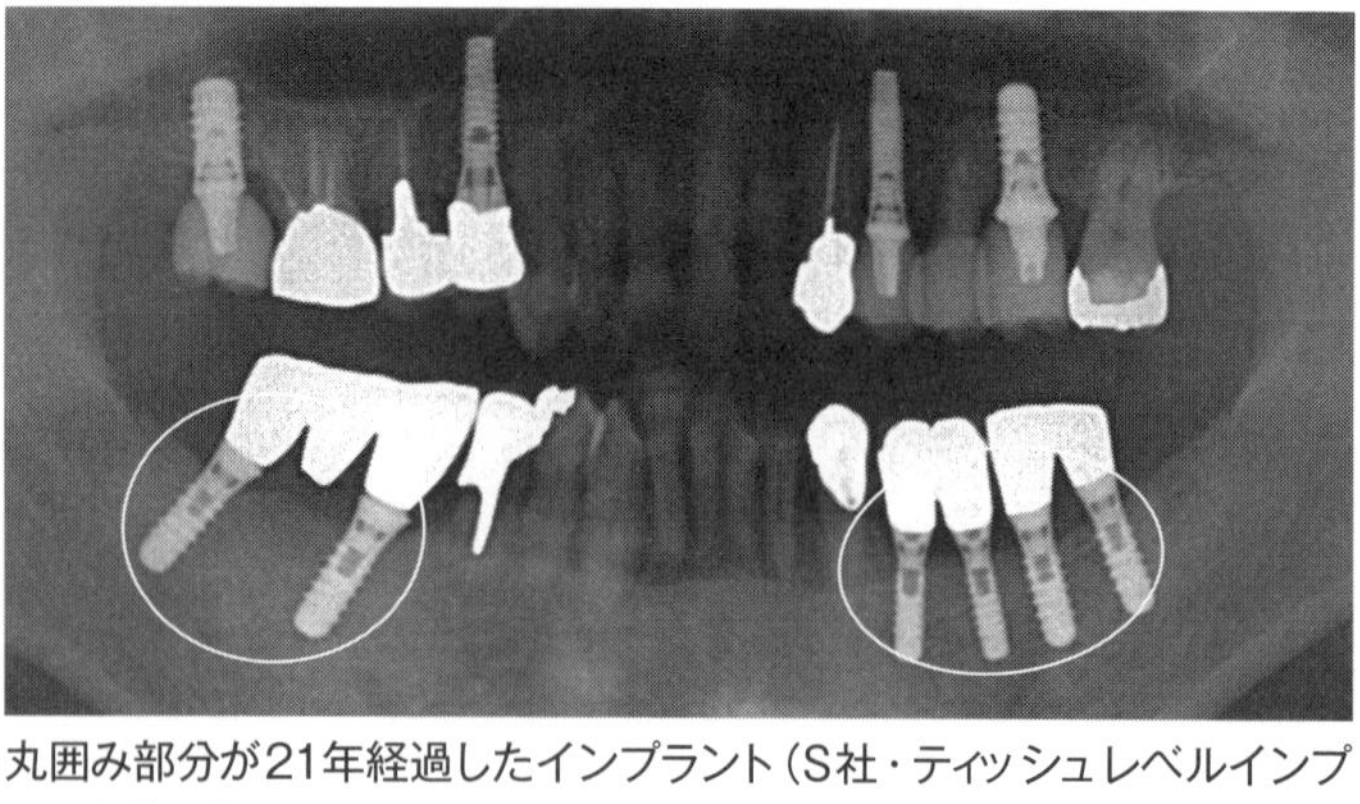

丸囲み部分が21年経過したインプラント（S社・ティッシュレベルインプラント使用）

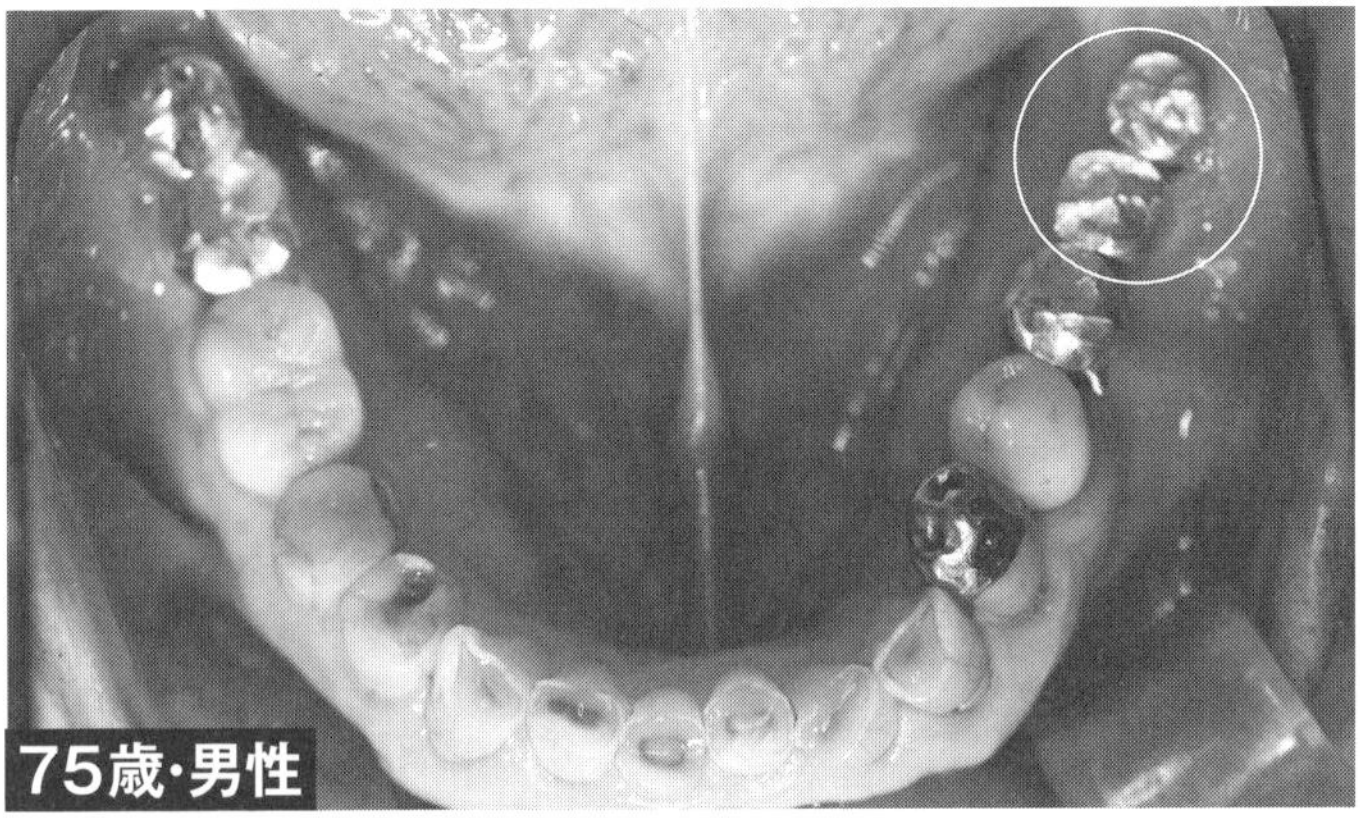

75歳・男性。噛み合わせが強く、自分の歯が割れてしまったために55歳時下顎奥歯にインプラント治療を行う。20年経過して良好な経過

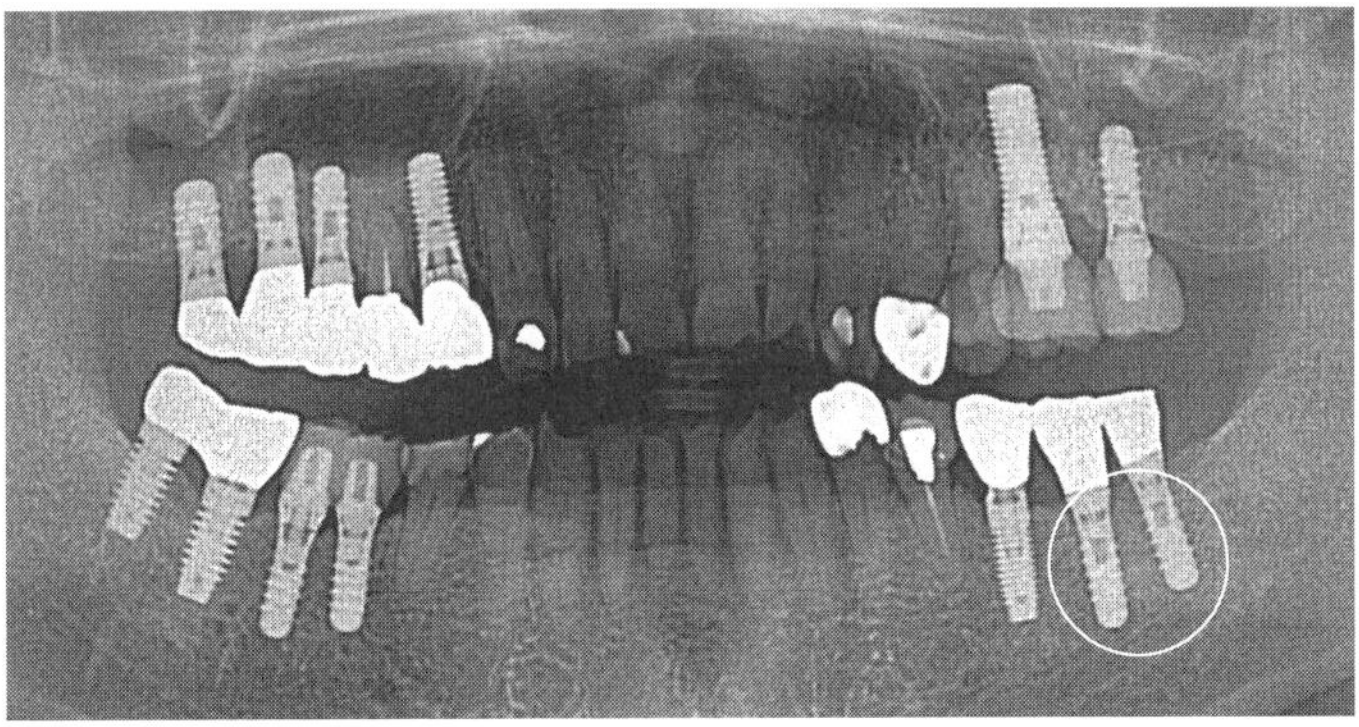

丸囲み部分が20年経過したインプラント（S社・ティッシュレベルインプラント使用）

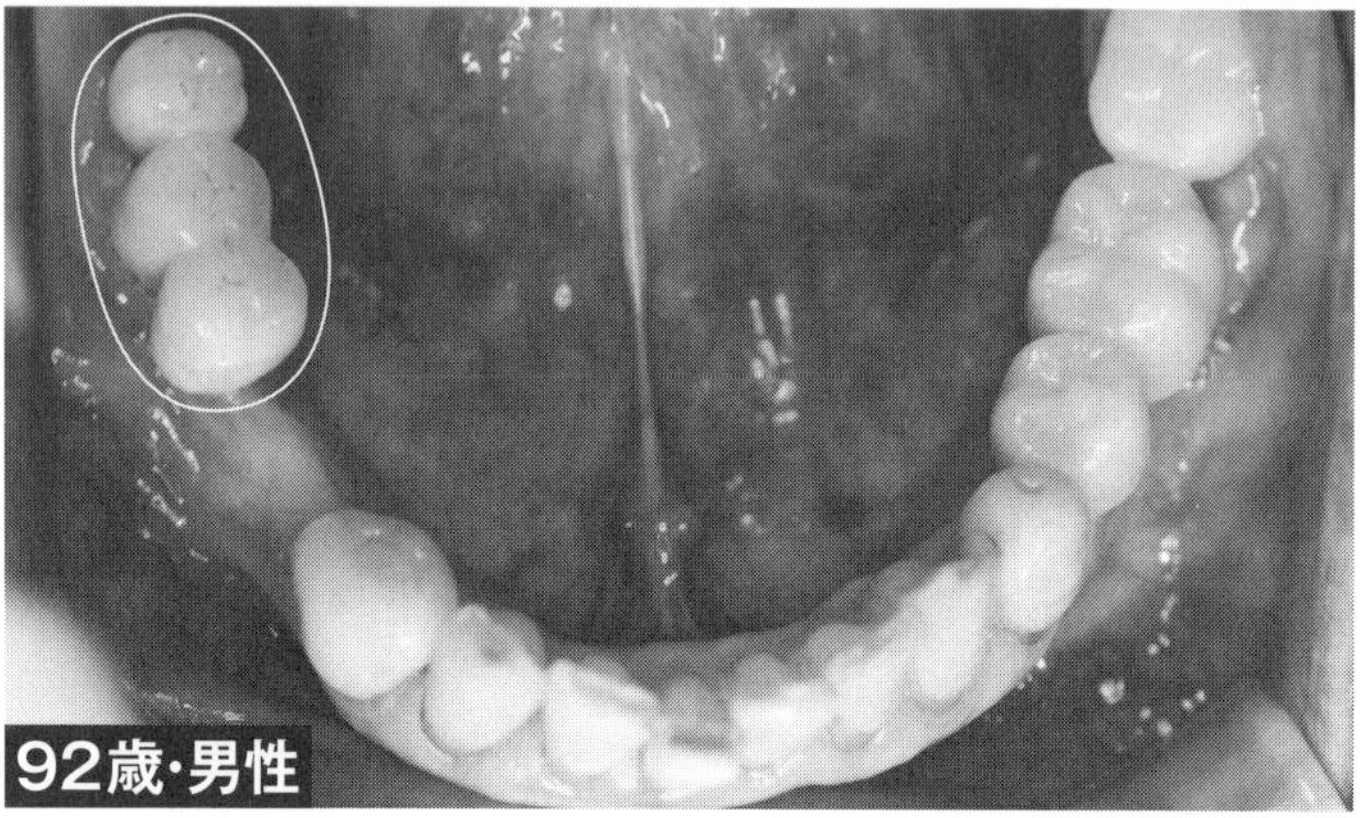

92歳・男性。歯牙破折して72歳時にインプラント治療。20年経過して多少の歯肉退縮はあるが、骨レベルはほとんど変化なし

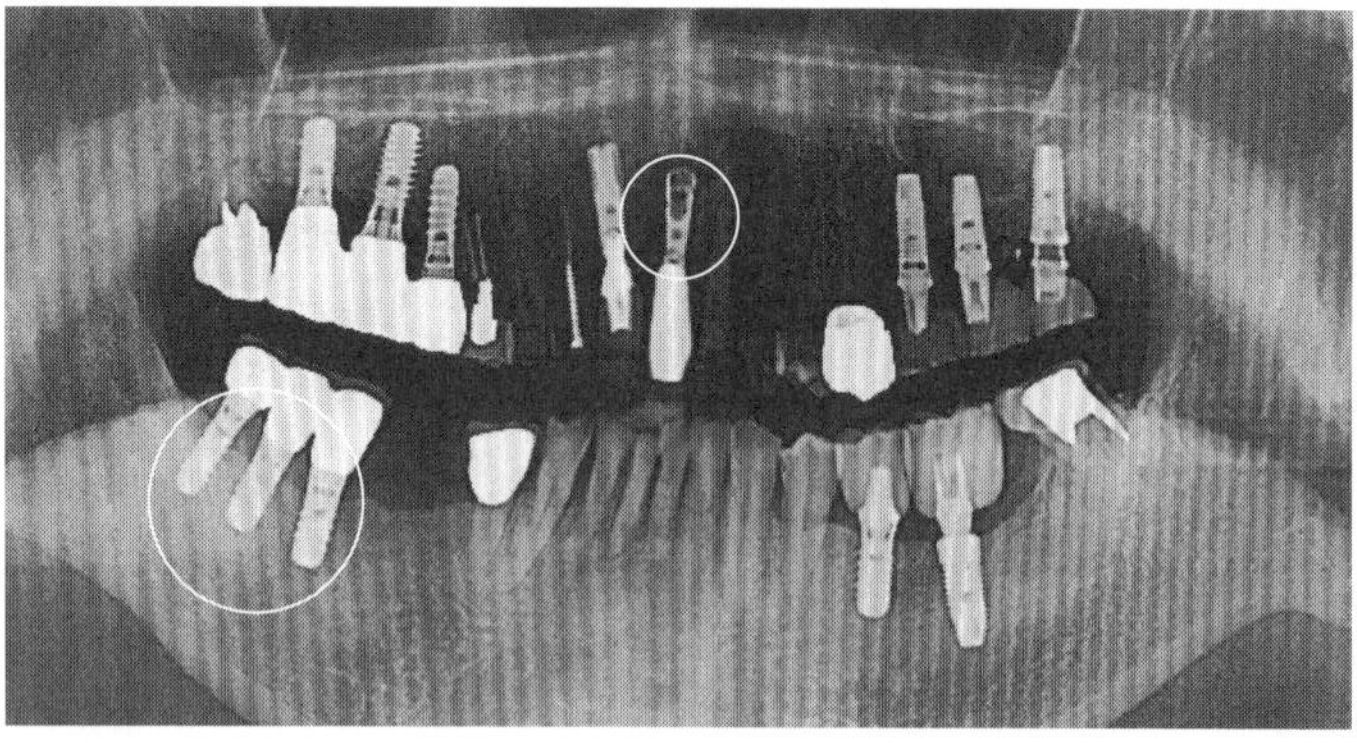

丸囲みが20年経過したインプラント（S社・ティッシュレベルインプラント使用）

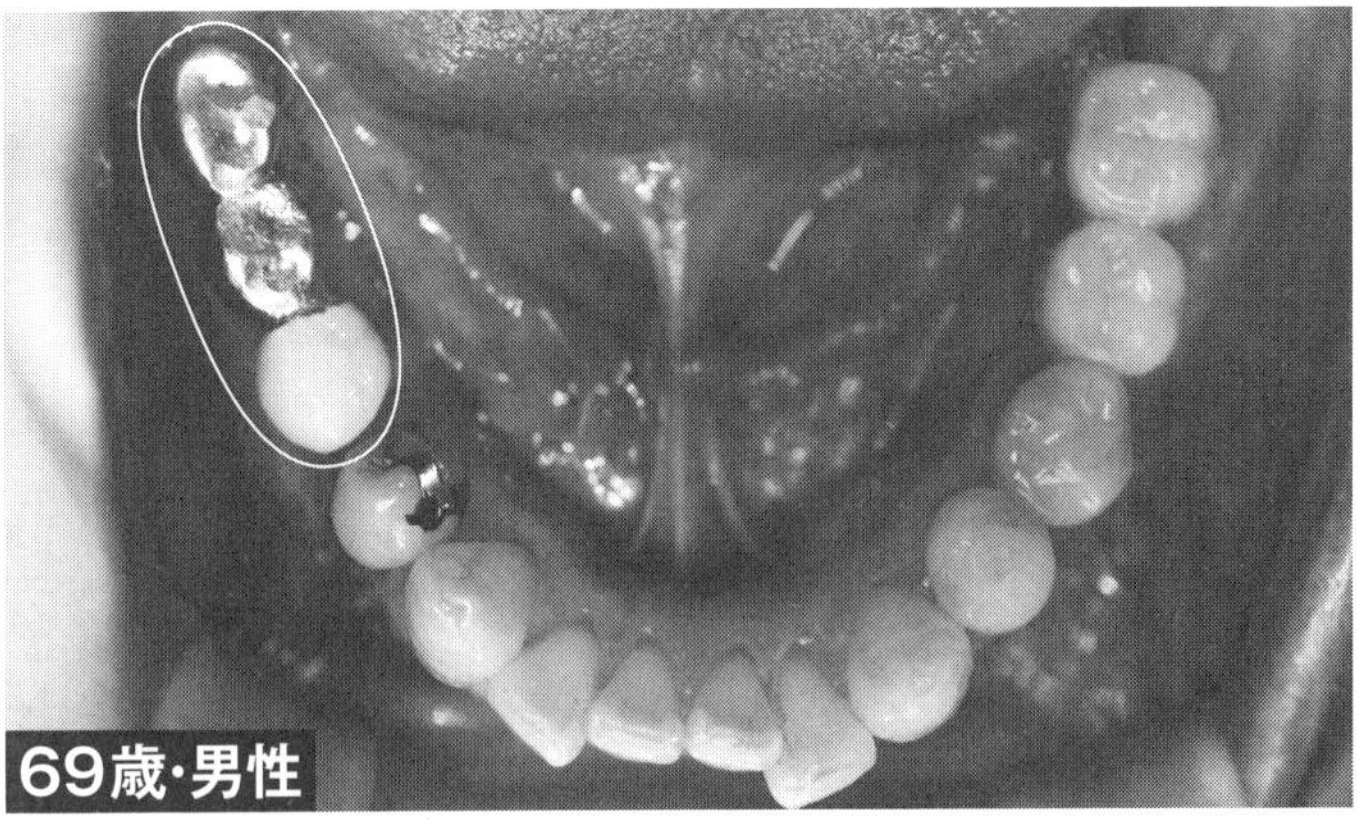

69歳・男性。48歳から49歳時にインプラント治療。レントゲンの右上インプラントは埋入後20年。右下インプラントは埋入後21年経過

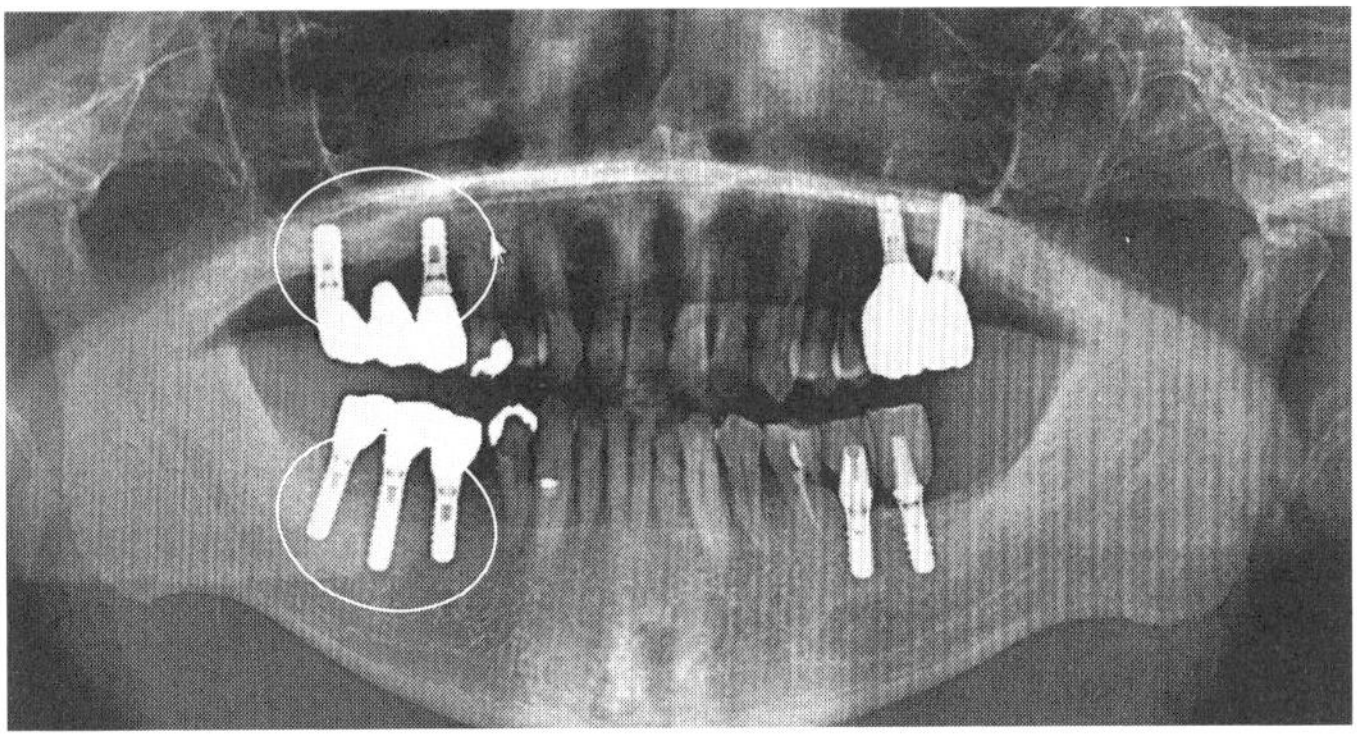

丸囲み右上は20年、右下は21年経過したインプラント（S社・ティッシュレベルインプラント使用）

です。歯科医選びは数年の経過ではなく、長い目で経過を追って診ている歯科医を選択する必要があります。

確実で安心なのは当たり前ですが、インプラント経過の良好な20年のデータがある先生でしょう。またデータがあることで歯科医もデータを参考にさらに技術を改善することができ、スキルも上がっていきます。

ただし、院長が若い場合は20年症例を作るのは無理なので、その際には最低10年の経過症例を持ち、前述の学会やスタディグループで発表しているレベルかどうかを参考にしてもらえればと思います。

最新のインプラント治療を行っているかどうか？

光機能化（セラビームアフィニーオゾン除去）

歯科医療は研究が進みどんどん新しいよい技術や機器も作られています。いま私がお勧めするのは光機能化（炭化物を除去する方法）と言って、金属の酸化物（サビ、チタンの場合は炭化物）を除去して骨結合を早める機器です。

金属は経年的に酸化しサビていきます。

今のインプラントはほぼ全てチタン製ですが、チタンの場合は経年的に酸化ではなく炭化していきます。炭化すると性能が劣化（炭素化合物被膜で覆われてしまう）してしまいます。骨結合の力が弱まってしまうのです。

それを除去するためにこの機器の力で特殊な紫外線を当てると炭化物が除かれ、本来チタンが持っている骨結合の力を強くします。これを光機能化と言います。

この光機能化によって骨結合が強化されると治療期間の短縮につながりますし、より複雑な治療にも対応することが可能になります。また、骨結合力の弱さによる経過不良が招く大きな再手術を回避することもできます。

特に骨再生治療を行うときにより効果的に働くのです。私は実際、骨吸収している部位のインプラント治療の際に使用してみた結果、骨結合が早まったのを自分で確認したので、この方法を取り入れております。

インプラントと歯科矯正

実はインプラント治療と矯正治療はもの凄く関係が深いのです。知らない方も多いかと思いますが、インプラントが歯科矯正の手助けをするのです。通常、歯科矯正は歯をきれいに並べるために天然の歯を固定源にして行います。

歯をきれいに並べる矯正を行うためには、ワイヤーと矯正装置(ブラケットという)を強固な歯に固定する必要があります。固定するのが天然歯だと動いてしまうことがあるので、のちのち問題が生じてしまうことがあるのですが、インプラントを矯正の固定源（アンカー）にして矯正治療を行うと、固定源がしっかりしていることで矯正も通常よりもスムーズに行うことが可能となり、複次的な矯正による自分の歯の移動（アンカーロスという）を回避することができます。なおかつ、きれいに早く歯を並べることができるのです。

ちなみに、美容歯科でクイック矯正と言われている矯正は、行うべきではありません。なぜなら健康な歯を削って一時的に審美的に見せているだけです。将来的に見て

歯科矯正とインプラントの関係
天然歯とインプラント土台の比較

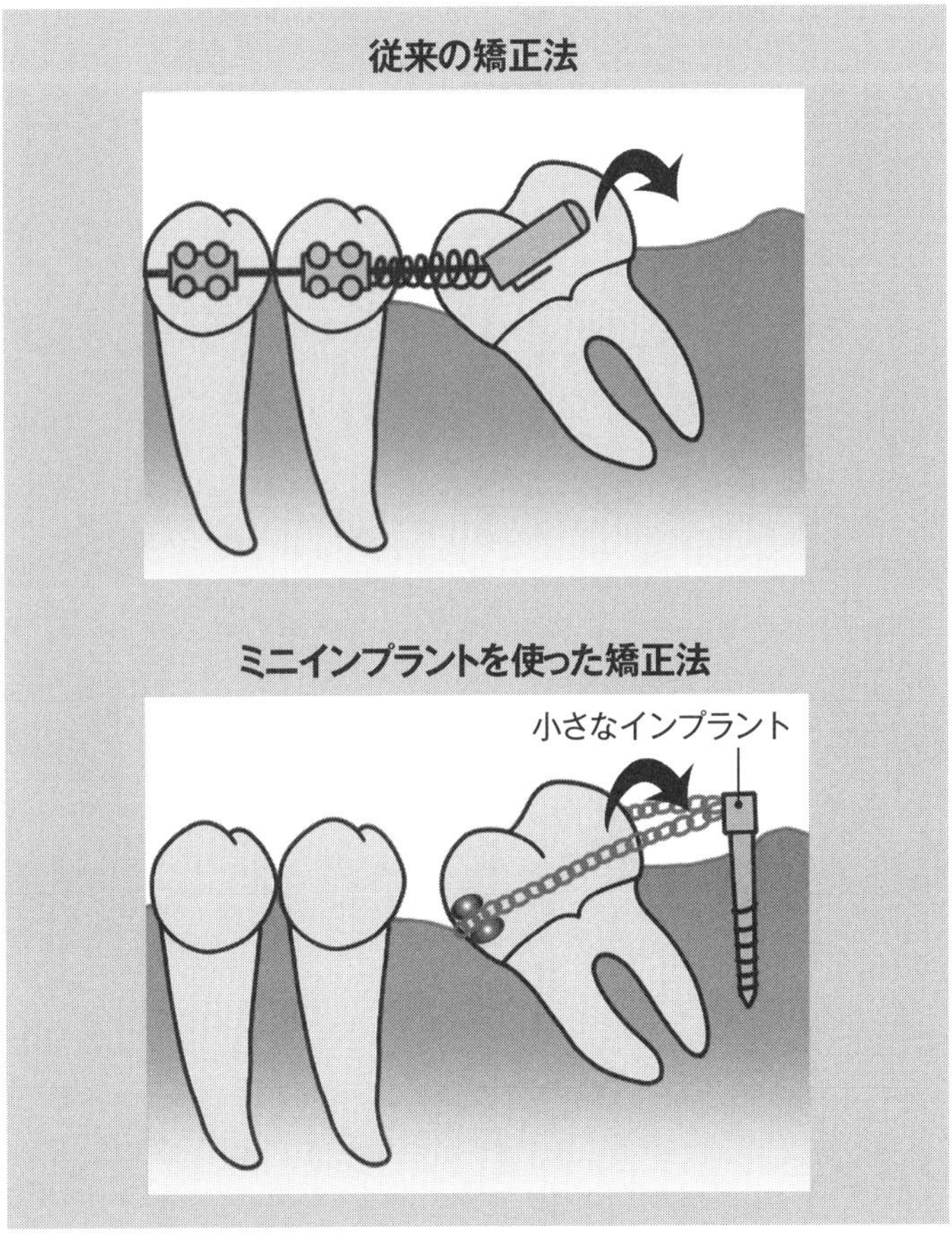

歯の欠損につながってしまうからです。

どんどん医学は進歩しています。歯科においても最新技術を知っているのと知らないのでは、かなりの差がでてしまう業界です。日々勉強を欠かさず、世界の最新技術をどん欲に吸収している歯科医の先生に診て頂きたいものです。

大学病院で受けるべきインプラント治療

このように歯科医院、歯科医選びはとても大切なのです。また、第4章で取り上げたように、大学病院のインプラント科は他の科に比べてまだまだ新しい科であり、経過のよい症例が少ないのです。制度上の問題で、使用材料に制限があり国で認められたものでないと使用することができません。

それでもケースによっては大学病院でのインプラント手術が必要な場合もあります。それはどのようなケースか、大学病院で行うべきインプラントについてもお話ししておこうと思います。

左記のようなケースは、個人経営の歯科医院では設備も整わず、対応できない場合が大半ですので、医科とも連携のとれる大学病院での治療が必要となります。

がん患者のインプラントは保険適用となる

- ●開業医で対処できない患者である場合
- ●がんであごの骨が半分以上失われた患者の場合
- ●唇額口蓋裂患者の場合

あまり知られていませんが、平成24年度よりがん、先天性の唇額口蓋裂患者の場合にはインプラントが保険適用になりました。がんが原因であごの骨を失った患者さんも、インプラントを入れることで噛むことができるようになります。

そのような場合、保険が適用されるにはどこの施設でもいいわけではなく、保険適用されるための規定があります。がんや唇顎口蓋裂の手術と関係しますので、入院施設を有するなどの規定があります。それらの規定を満たす施設の大半が大学病院なのです。

残念ながら大学病院でもまだ症例が少ないようですが、このようにがんや唇顎口蓋裂の場合のみ保険にてインプラント治療することが可能です。

交通事故に遭われた方は民間の保険会社、自賠責が使えますのでそれを適用し治療することになります。

個人経営の歯科医院は通常入院施設などなく、大掛かりな手術には対応できないので上記のがんや唇顎口蓋裂のケースでは大学病院を受診すべきだと考えます。

よい歯科医院チェック項目

- 学会等で発表している先生であるか？
- 歯科用CTを導入しているか？
- デンタルレントゲン（10枚法）で撮っているか？
- 院内技工士がいるか？
- 血液検査をしているか？
- 分院経営でないか？
- 経過のよいインプラントの10〜20年経過データがあるかどうか？
- 最新のインプラント治療を行っているか？

第6章
歯はこんなに健康寿命と関係が深い

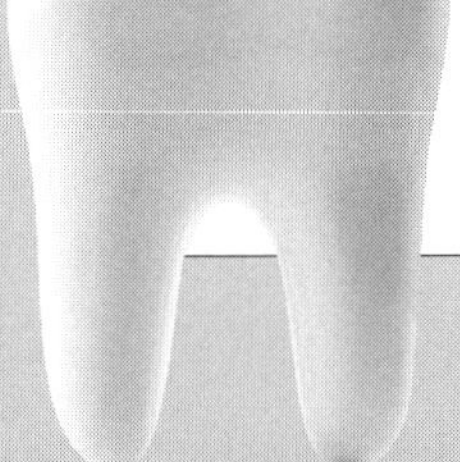

咀嚼能力の重要性

平均寿命が日本は世界一というのをご存知の方も多いと思います。しかし、平均寿命は年々上がっているのですが、「健康寿命」が他の国に比べても圧倒的に短いということをご存知でしょうか？

健康寿命というのは、健康上の支障なく日常生活を送れる期間のことを言います。また、平均寿命から健康寿命を引いた年数が寝たきりや介護が必要な期間です。日本では男性は健康寿命と平均寿命の差が9年、女性では12年あり、この10年前後またはそれ以上の期間、寝たきりや介護が必要であることが見て取れます。

実は自分の歯でしっかりと咀嚼する（噛む）ことで健康寿命が延びる、介護の期間が短くなる可能性が非常に高いということが大学などの研究などにより明らかになっています。

咀嚼することで、脳への伝達が活発になるだけではなく、唾液分泌が促進され口の

平均寿命と健康寿命の差

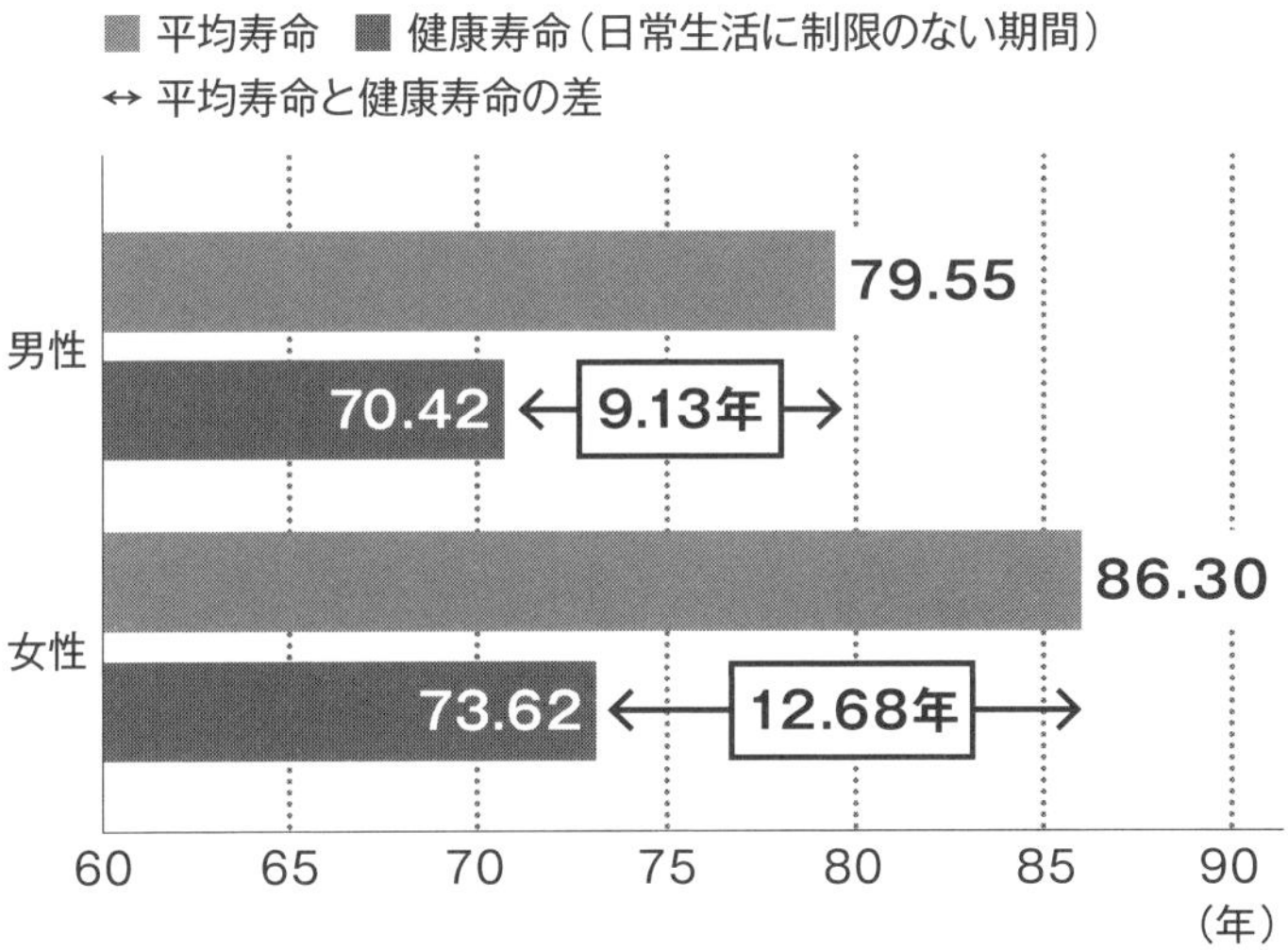

［出典］厚生科学審議会地域保健健康増進栄養部会・次期国民健康づくり運動プラン策定委員会「健康日本21（第二次）の推進に関する参考資料

中の細菌を繁殖させない効果もあるのです。唾液には発がん性物質の働きを抑える作用があると言われているので病気になりにくく、胃また腸などの粘膜を守る成分も入っているのです。

自分の歯が残っていても、しっかりと咀嚼できる（噛める）健康な歯でなければ意味がありません。咀嚼することでおいしくご飯が食べられるだけではなく、唾液分泌の促進によって全身状態を健やかに保つことができるのです。

自分の歯に勝るものはありませんが、万が一、歯を失ったとしてもあきらめる必要はありません。自分の歯と同じように噛めるインプラントも健康寿命を延ばす手助けをしてくれます。入れ歯では違和感もあり、あご骨が減ってしまうので安定性が悪く、しっかりと噛めず全身のバランスも崩れてしまいます。そのため健康寿命を延ばすには自分の歯が1番よく、万が一自分の歯を失ってしまった場合はインプラントがよいと考えます。

歯が20本以上残っている割合グラフ

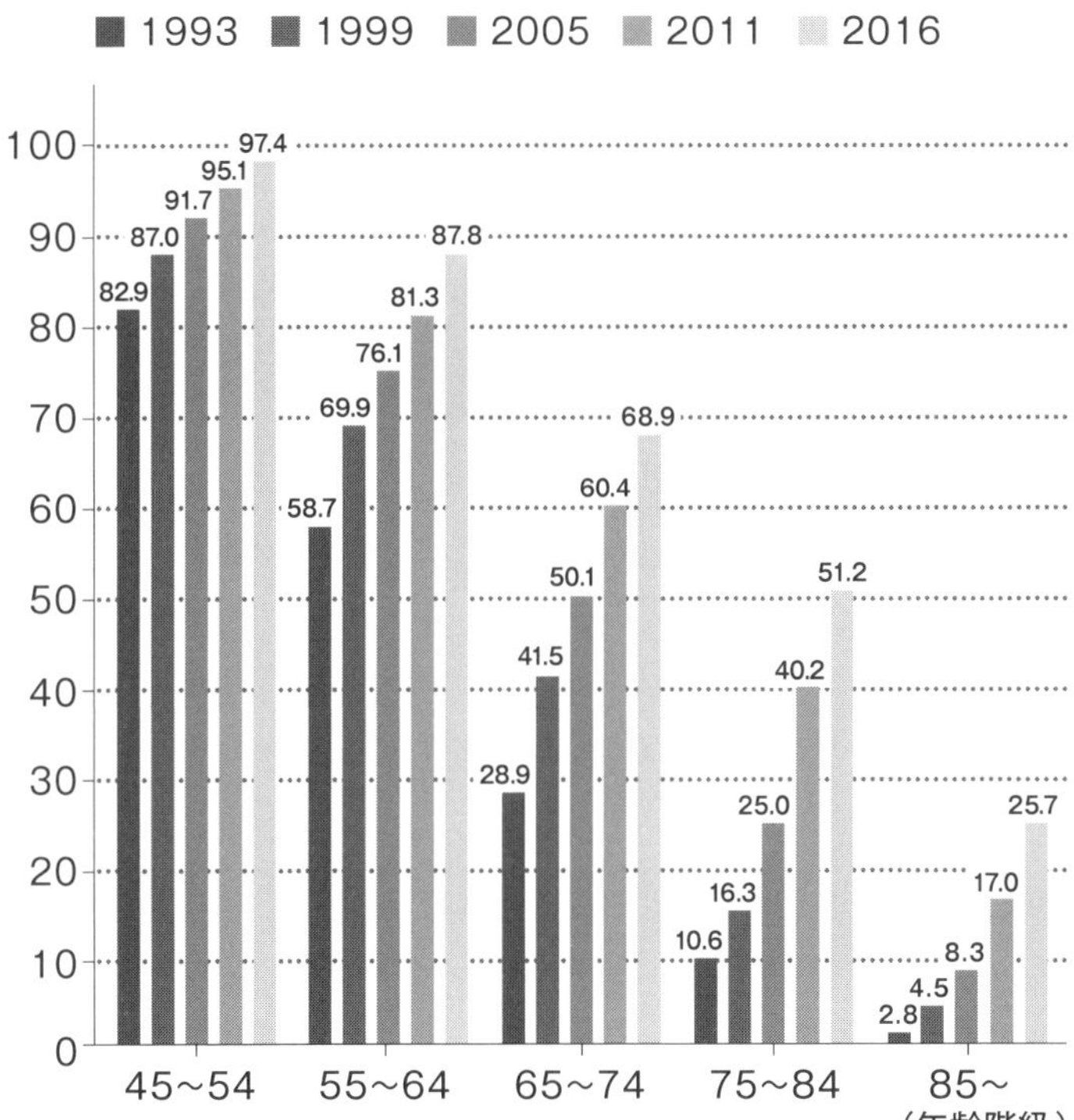

［出典］厚生労働省「歯科疾患実態調査」

健康寿命を延ばすために、まずは自分の歯で噛めることがいかに大事かということを認識し、歯を失わないようにケアすることがとても重要です。

咀嚼能力と誤嚥性肺炎

誤嚥性肺炎とは、食物や唾液が誤って肺に入ってしまい起こってしまう肺炎です。後期高齢者の肺炎の大半が誤嚥性肺炎だと言われています。

誤嚥性肺炎と咀嚼機能には大きな関係があるのです。まず噛む機能が衰えること自体が高齢者の飲み込む機能の低下につながり、誤嚥を引き起こしてしまうということです。

また、咀嚼機能の低下は唾液の分泌の低下につながります。前述した通り、唾液は口内を清潔に保つ機能があるので、分泌が低下すると口内には細菌が発生しやすくなります。その結果、誤嚥を起こしたときに細菌を含んだ唾液や食物が肺に侵入して肺炎を起こしてしまうのです。

現在、歯科医療が世界一発展しているスウェーデンでは寝たきり高齢者の方が少ないと言われており、日本はその3倍も多いとされています。また、日本の80歳で残っている歯の本数は平均8本、それに比べてスウェーデンではなんと20本も残っているのです。歯科医による10年以上にわたるブラッシングや定期検診の啓もうと、歯の健康に対する意識の高まりにより、日本人の歯の本数は年々増えていますが、まだまだ世界の基準にはたどり着いていないようです。

また定期的に歯科検診やクリーニングを受けている国民の割合は、日本が2％、スウェーデンが90％であり、アメリカが80％、イギリスでは70％と言われており、日本と比較して非常に高い割合になっています。

しかし、これらの国が特別世界的に高い数値というわけではありません。この比較はいかに日本の国民が歯に気を使わないかを表しています。歯を失うのは決して年齢のせいだけではありません。国民の1人1人が歯に対して重要性を理解し、日々の予防を徹底することにより歯の寿命は確実に延ばすことができるのです。

スウェーデンも、かつては今の日本のように歯を失う人が多かったのですが、国家として一大プロジェクトを立ち上げ、今では世界で最も歯が残っている国に成長しました。

何を行ったかと言えば、主に国全体で協力し合い、予防歯科に力を入れたということです。

スウェーデンでは、地域ごとにホームドクターが決まっています。1年間のうちに1~2回は定期検診、クリーニングを受けないと保険が下りない制度になっているので、国民全体が虫歯や歯周病になりづらい環境になっているのです

これにより国民の歯は年をとっても残るようになり、健康寿命を延ばすことに成功したのです。

まず国民1人1人、歯の重要性を知り、定期健診、クリーニングなどの予防を率先して行うことが大切です。

80歳以上の歯の残存本数各国差

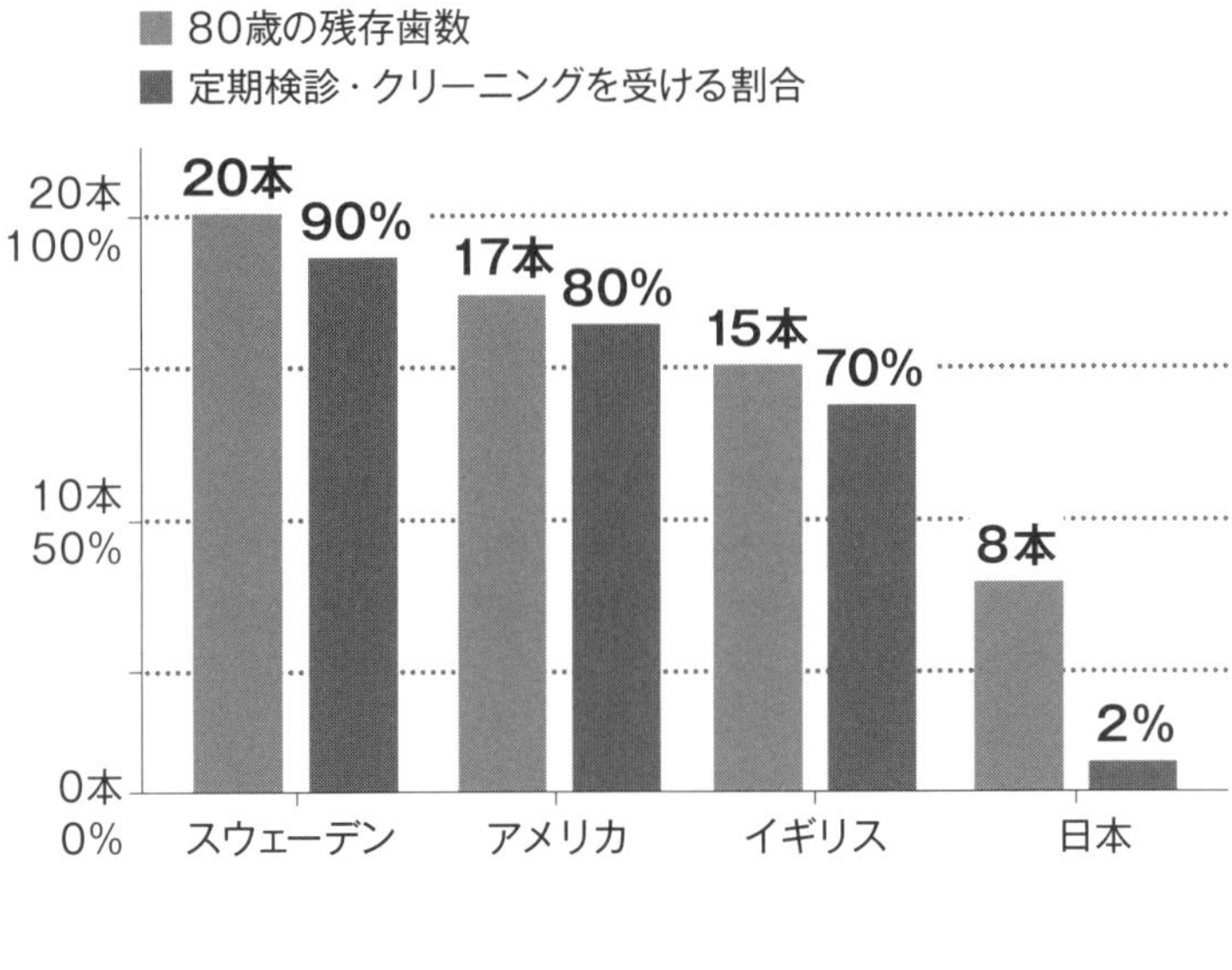

歯の欠損と認知症との関係

日本の認知症の発症率は、先進国の中でも高い水準と言われています。しかも、年々増え続けて、今では80歳で5人に1人、85歳を超えると2人に1人が認知症を発症すると言われています。

人は咀嚼する（噛む）ことによって脳を刺激しており、その刺激によって記憶力や思考力を活性化させ、脳の働きをよくしています。歯の本数が少なくなると当然、噛みづらくなるので脳への刺激が減り、認知症を発症しやすくなると考えられます。認知症の直接の原因ではありませんが、認知症を助長させる因子となっています。

歯が20本以上あり不自由なく噛める人と、歯を失いインプラントや入れ歯を入れてない方を比較すると、歯を失っている方々は1.9倍も認知症発症率が高いのです。また、入れ歯を入れてはいるが、あまり噛めていない人の認知症発症リスクは不自由なく噛めている人に比べ1.5倍も高いです。

日本人の80歳平均残存歯数は8本で先進国の中でももっとも低く、これが認知症の

残存歯数とアルツハイマー型認知症の関係
（平均年齢70歳後半、残存歯は平均本数）

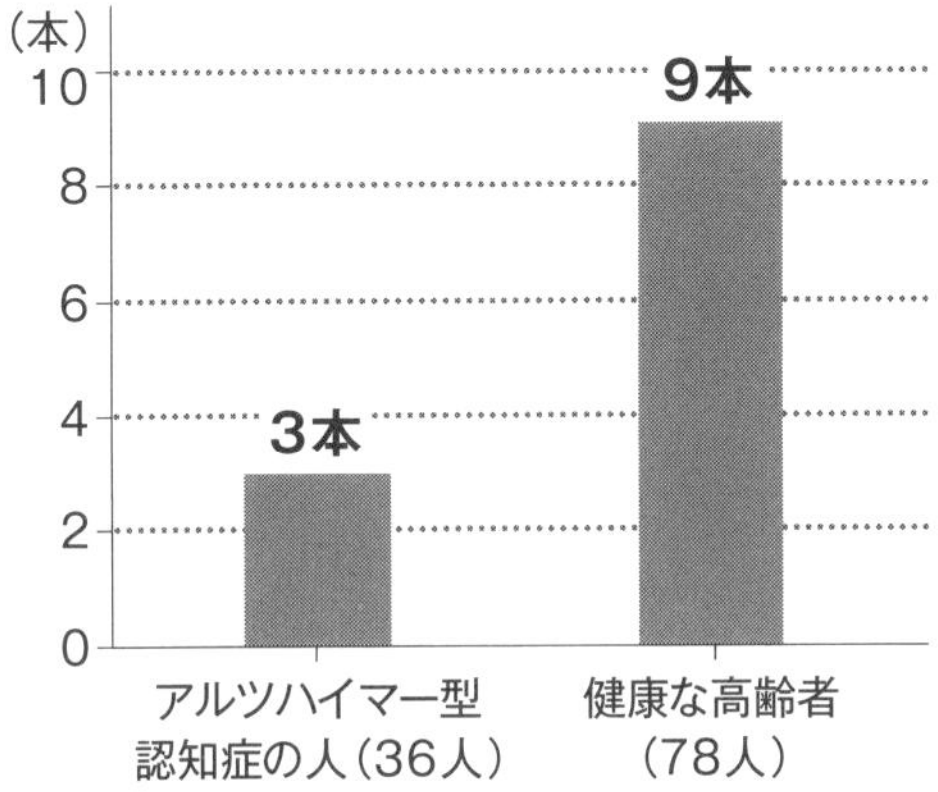

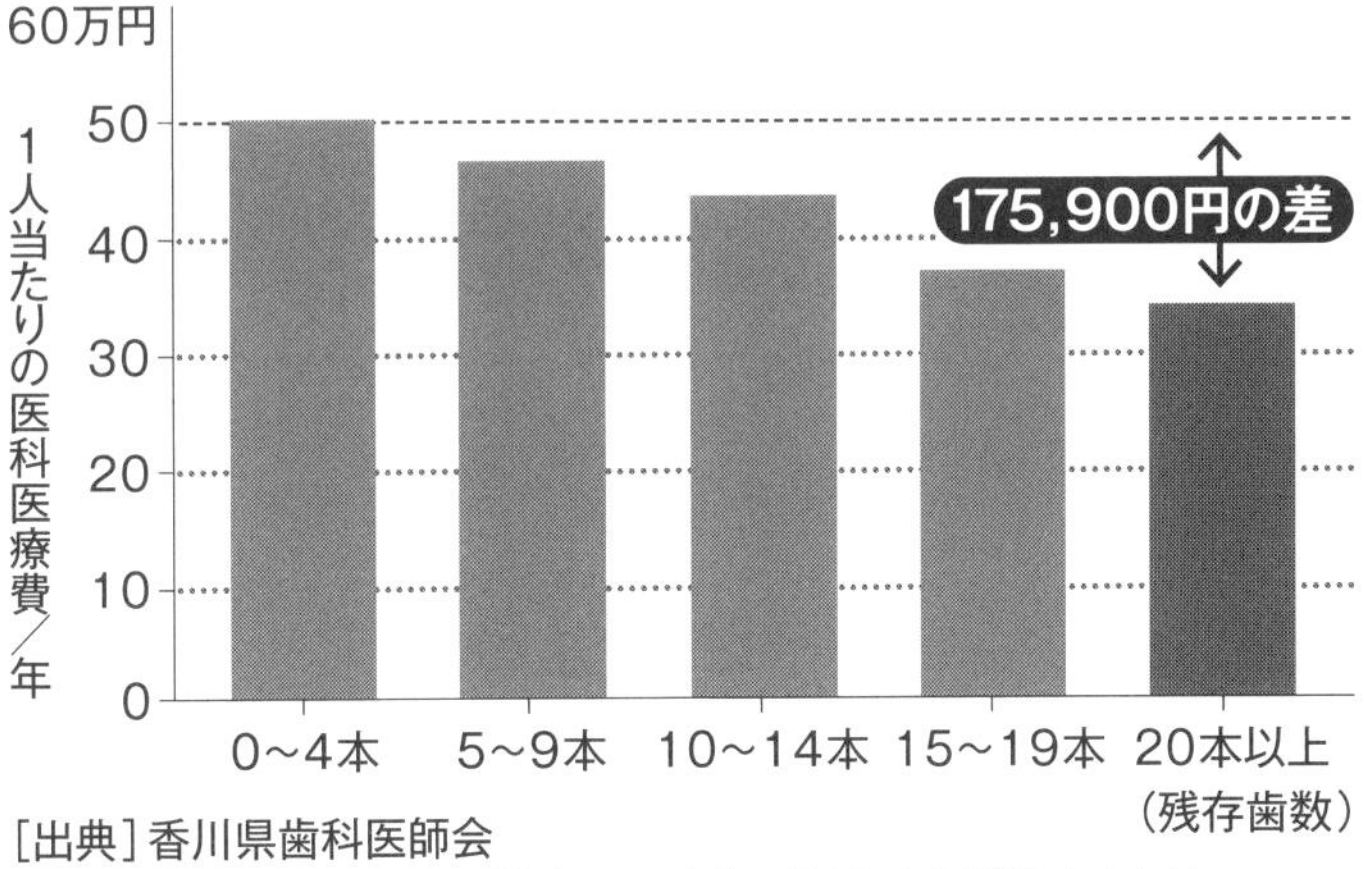

［出典］香川県歯科医師会
「平成22年度香川県歯の健康と医療費に関する実態調査」より

発症率の高さと関係があると言われています。

噛む力が弱まると転倒リスクも増加

また、噛む力が弱まることで認知症だけではなく、転倒リスクも増えることが知られています。歯の噛み合わせは全身のバランスと関わりがあり、噛めなくなると脳への伝達はもちろん、全身のバランスも崩してしまうので転びやすくなるとのデータがあります。左右のバランスが大事なので、例えば歯を失って何も入れなかった場合や入れ歯を外したときに全身のバランスが崩れやすく転びやすくなるのです。

自分の歯が20本以上ある方は19本以下の方と比べて転倒リスクが低いという結果が出ています。

歯を失うと、それ以外にも胃腸に負担がかかったり、バランスの乱れから頭痛、肩こり、顎関節症を引き起こしやすくなると言われています。噛み合わせが合わないことで発音が悪くなったり、むせやすくなり飲み込みづらくなるのも特徴です。うまく噛めないことと審美面からストレスがかかり、ノイローゼ、うつ病になる方もいらっしゃいます。また審美面でも影響があり、顔のバランス、あご骨が痩せることでしわになり老けて見えることにもなります。

このように歯を失うことで健康上の多くのリスクが増加してしまいます。歯を大事にするということは人生１００年時代と言われる現代を健康で元気に生き抜くための重要なポイントなのです。

インプラントでここまで歯は再生できる

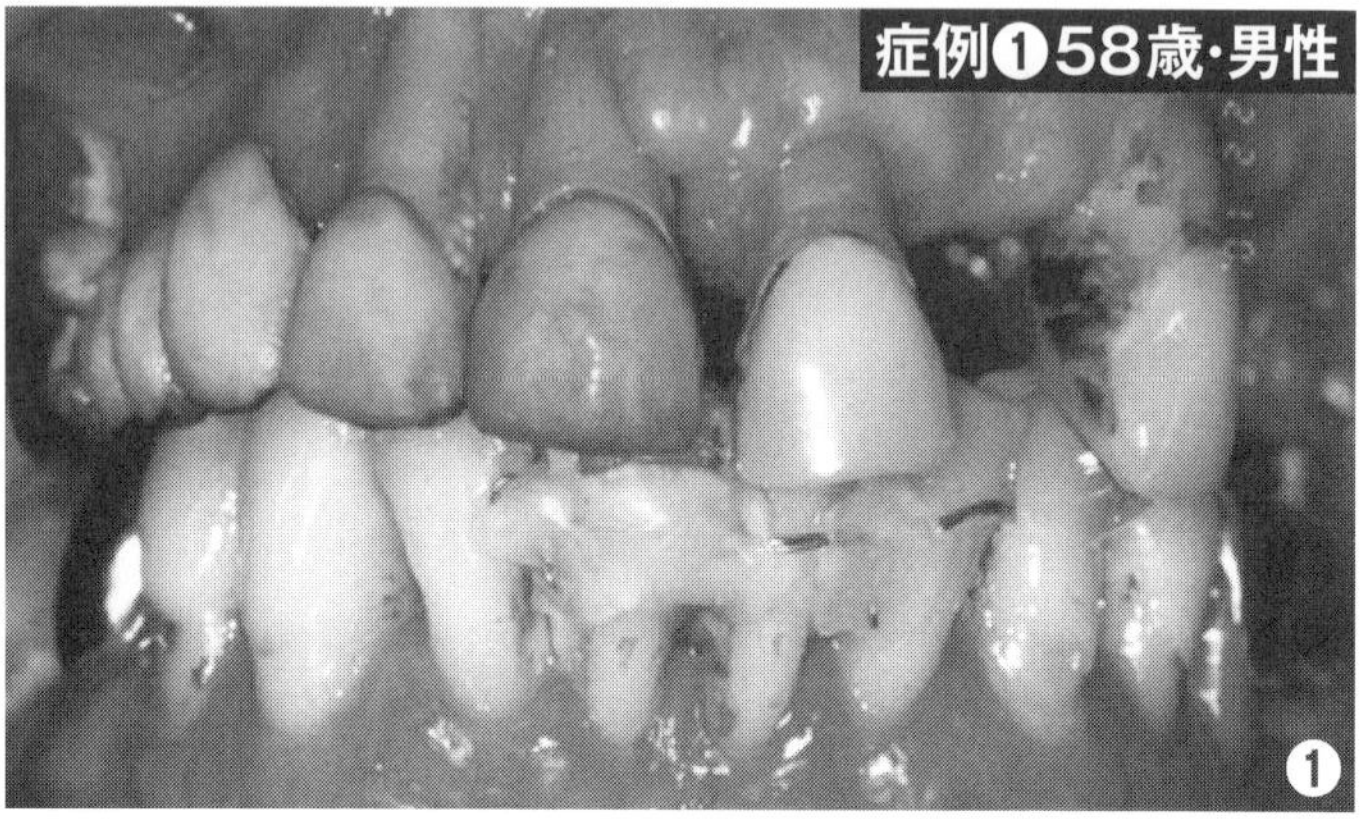

初診時47歳。重度歯周病のため、全歯保存不可能の状態で来院

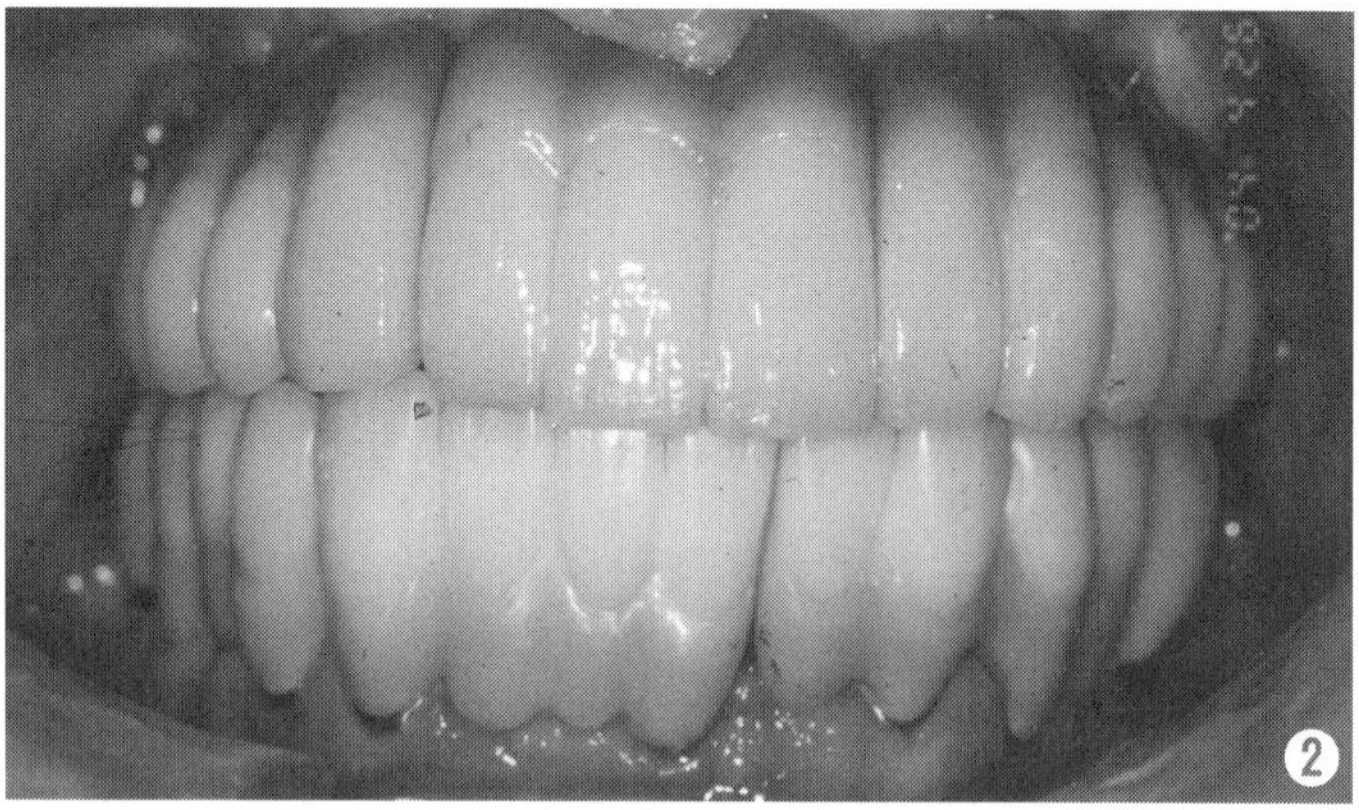

上顎インプラント。下顎は即時荷重法でインプラント

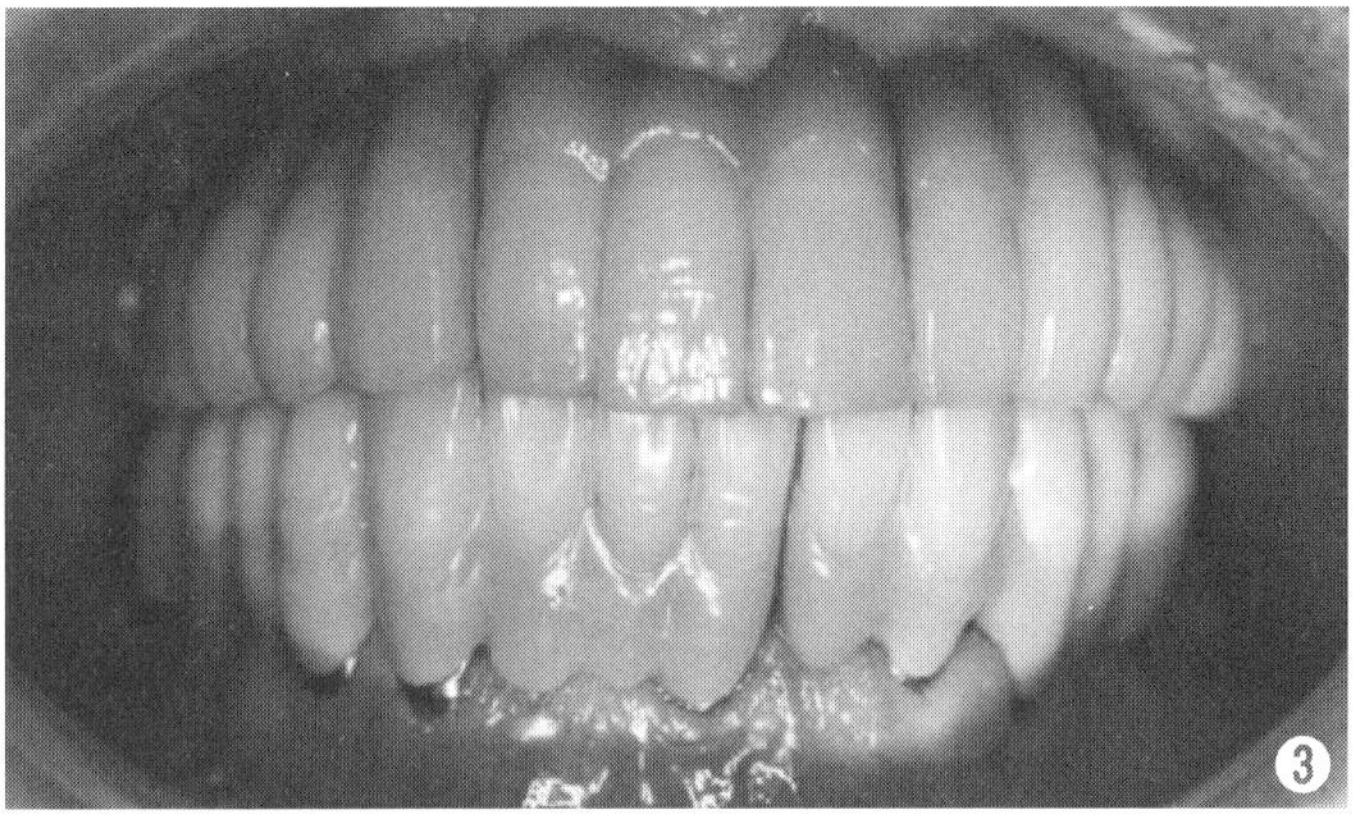

インプラント埋入後11年経過

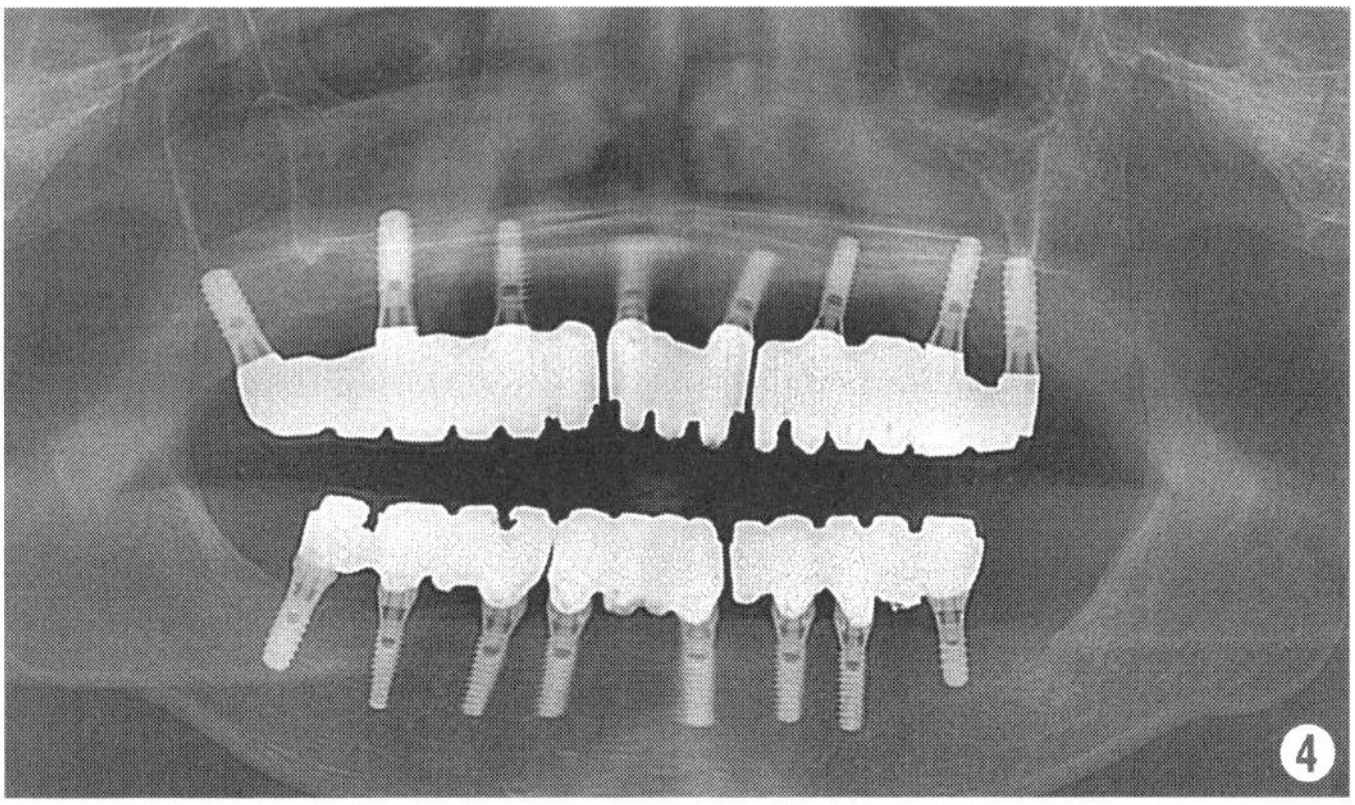

インプラント埋入後11年経過のレントゲン写真。問題なく経過している

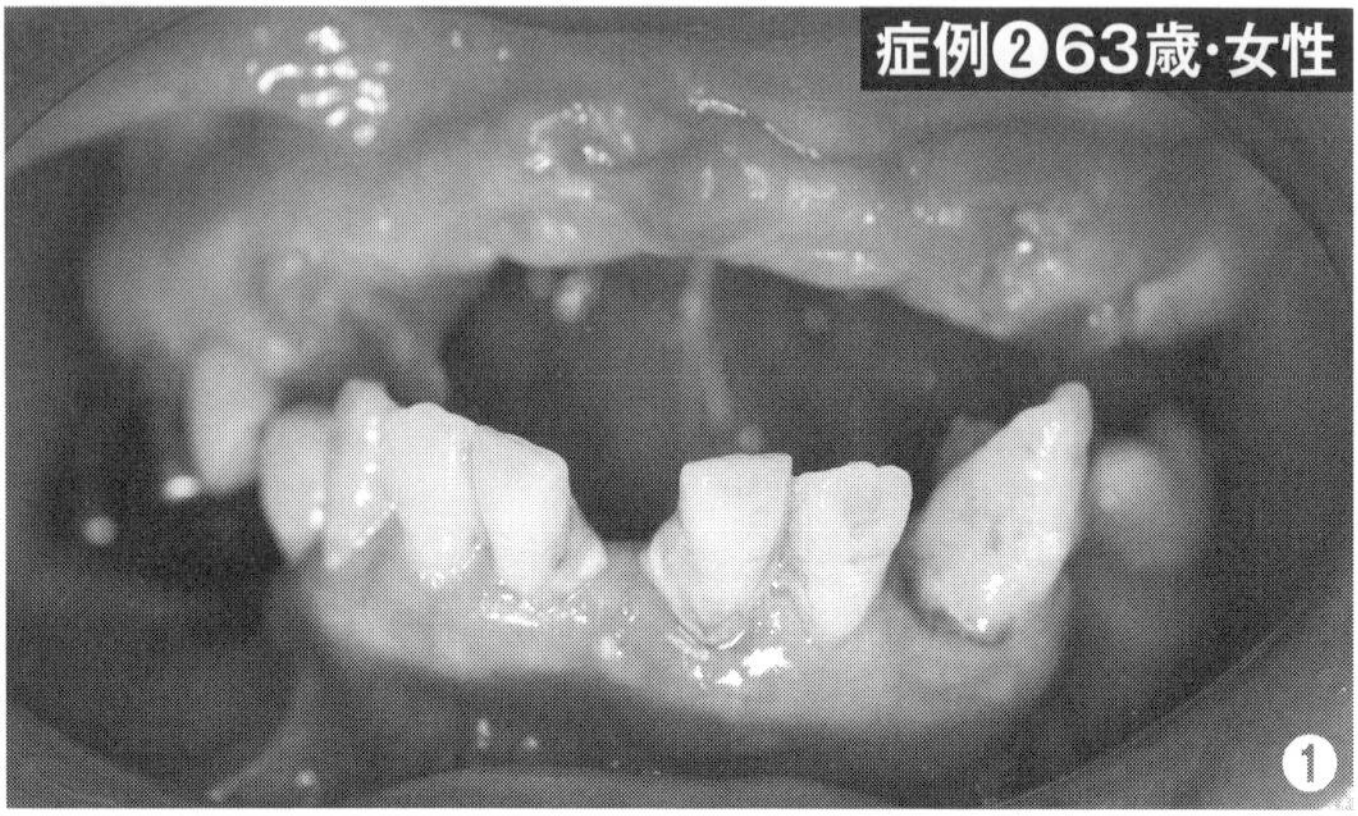

初診時58歳。初診の口腔内、上顎は重度歯周病で抜歯になっている

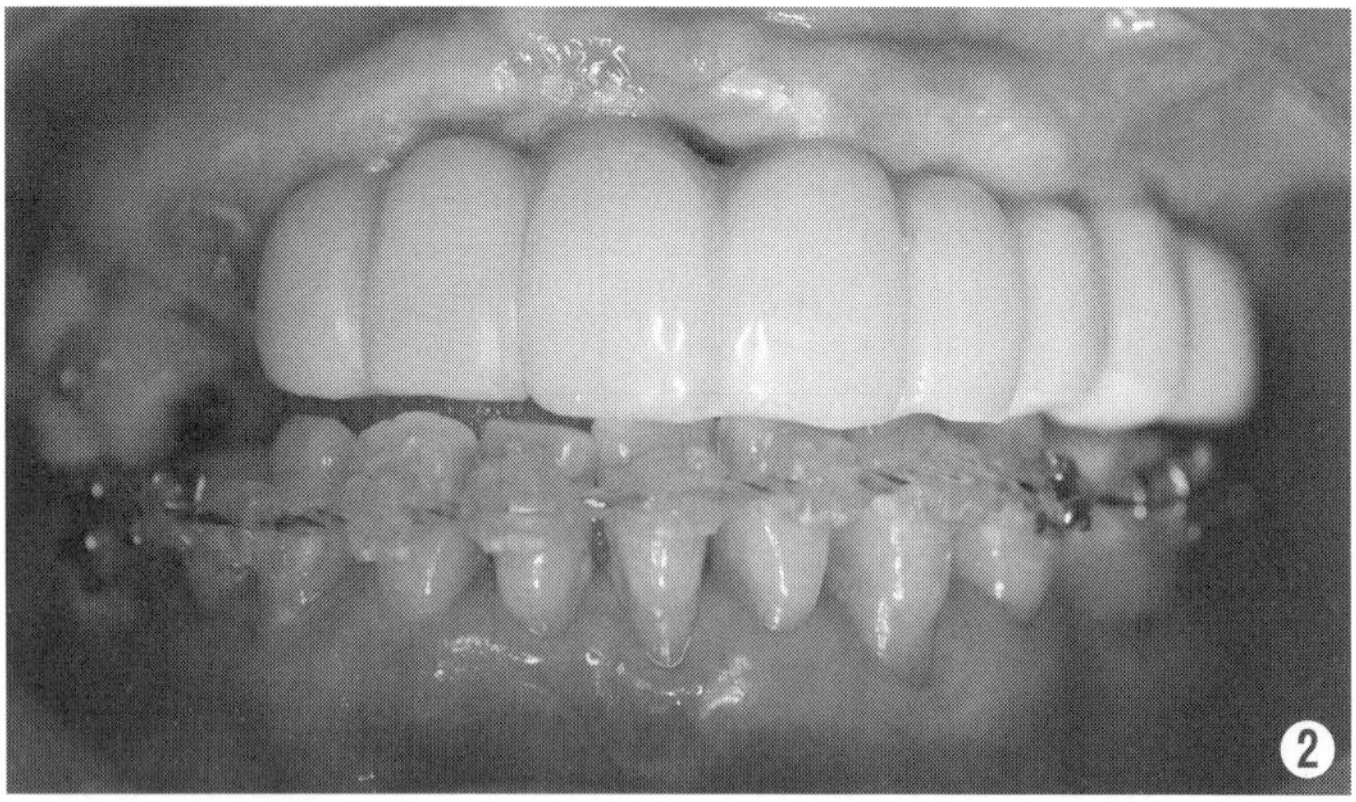

患者は下顎の重度歯周病で傾斜している歯を抜歯してインプラントへの置き換えを希望したが、インプラントアンカーの矯正治療を行い重度歯周病を保存し機能させた

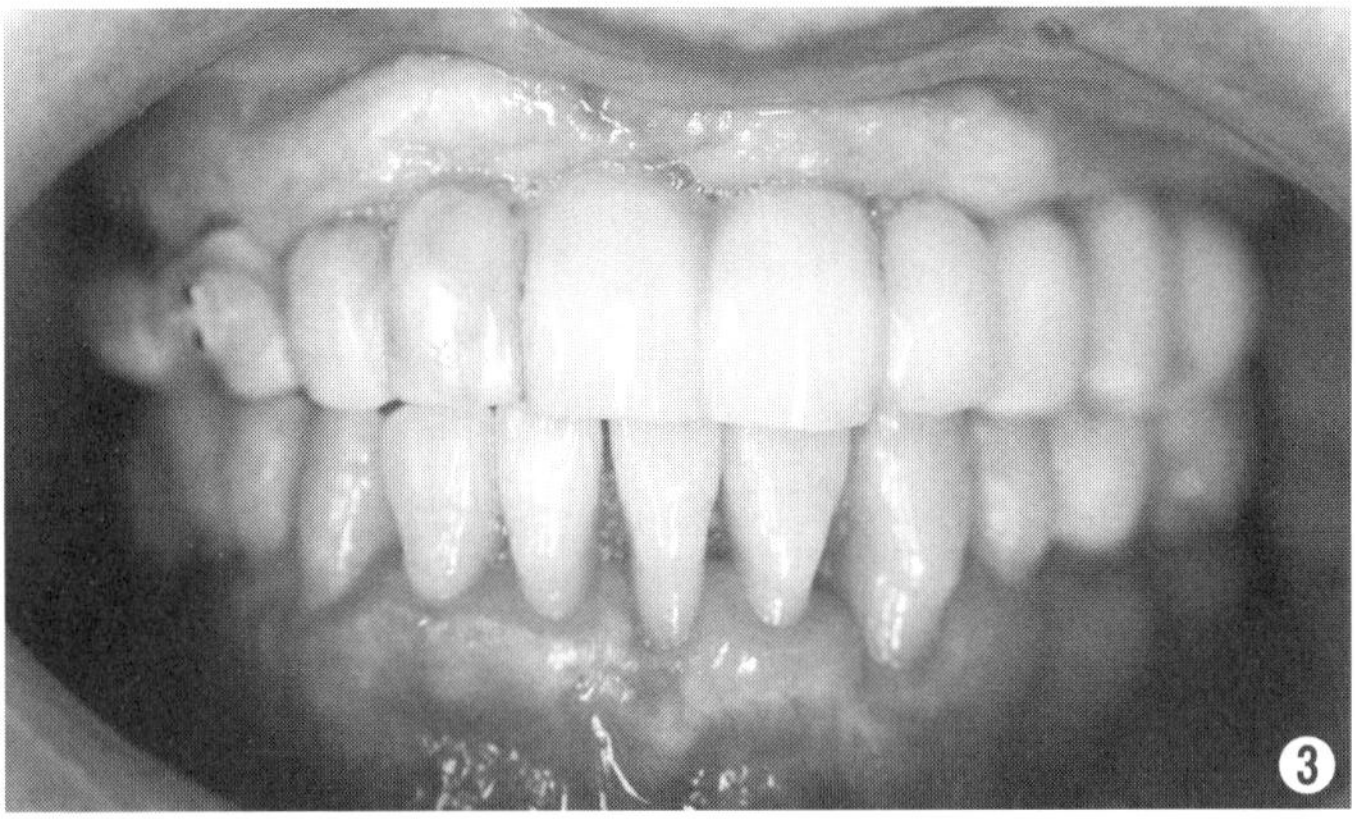

術後5年の口腔内写真。良好な経過を示している

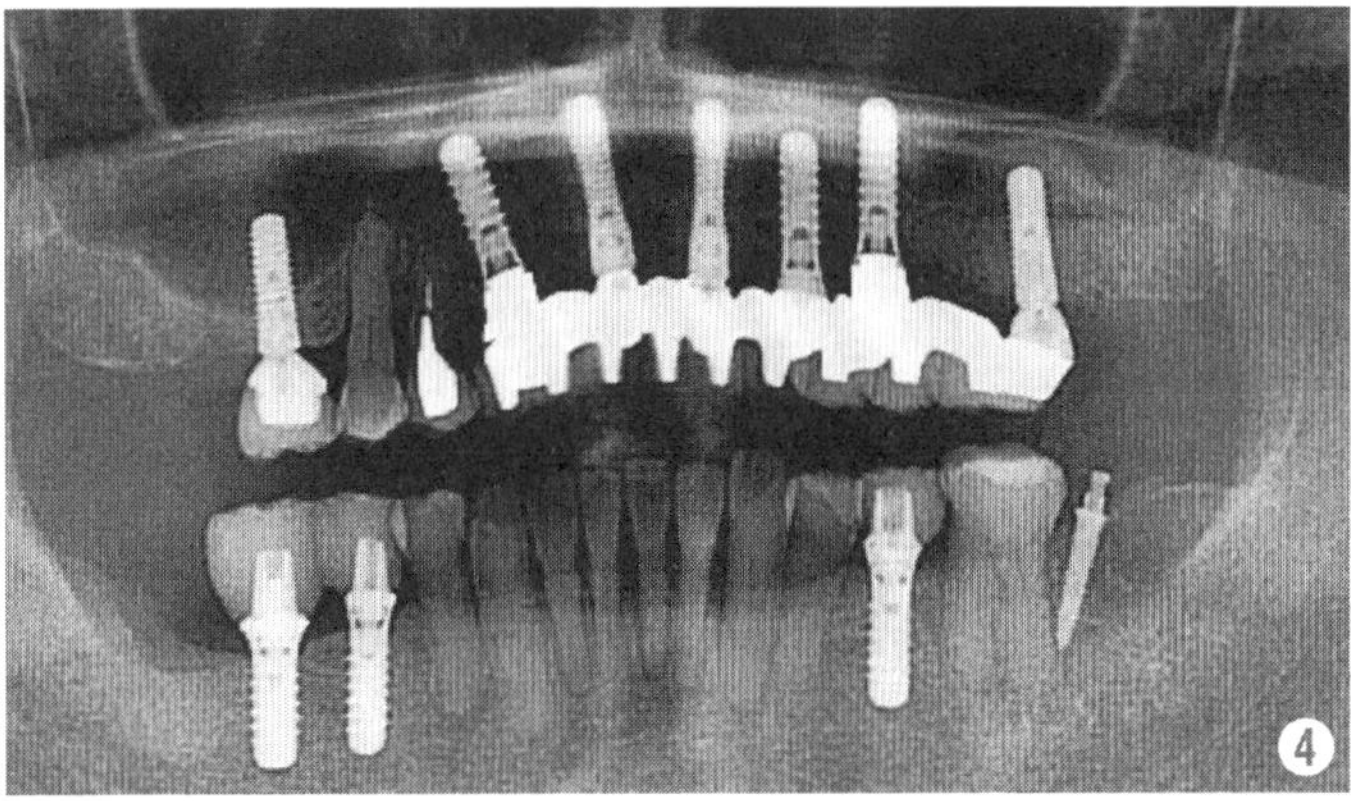

術後5年経過レントゲン。下顎の歯も機能し良好な経過を示している

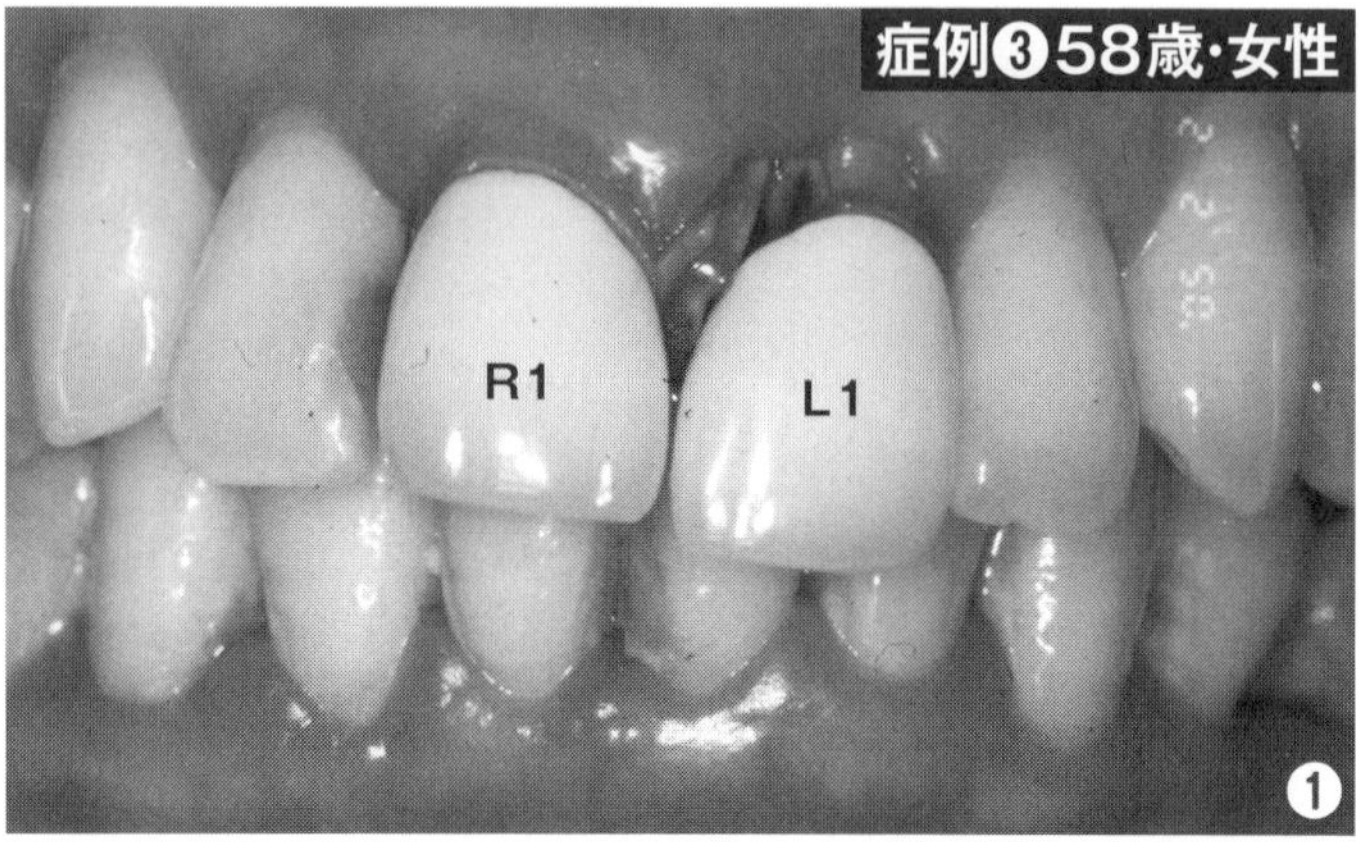

初診時52歳。L1の歯根が破損。骨吸収が進行している部位に骨造成骨移植を併用しインプラント埋入

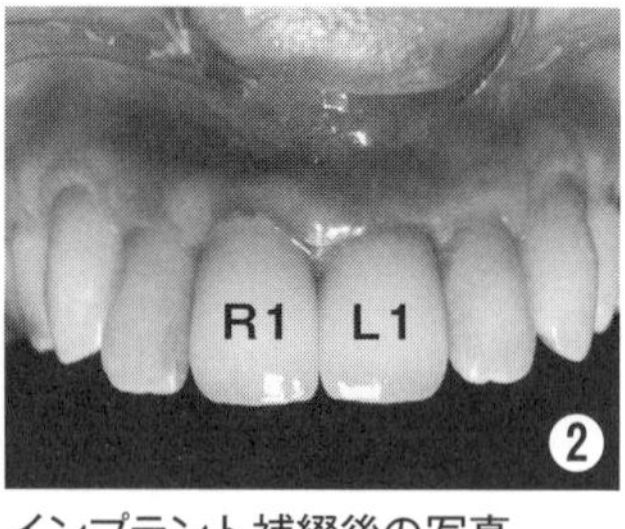

インプラント補綴後の写真

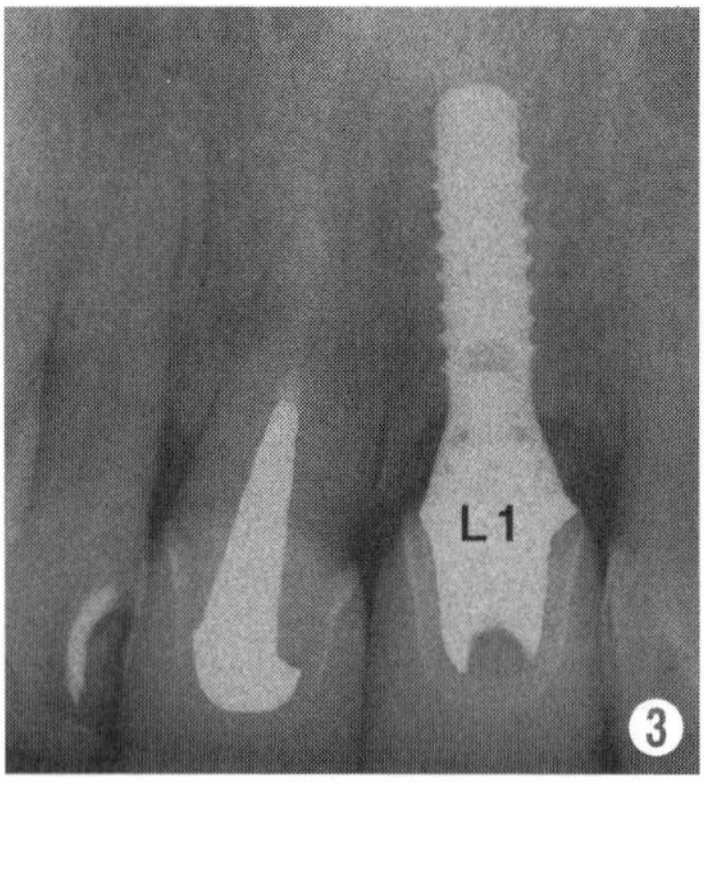

インプラント補綴後のレントゲン写真

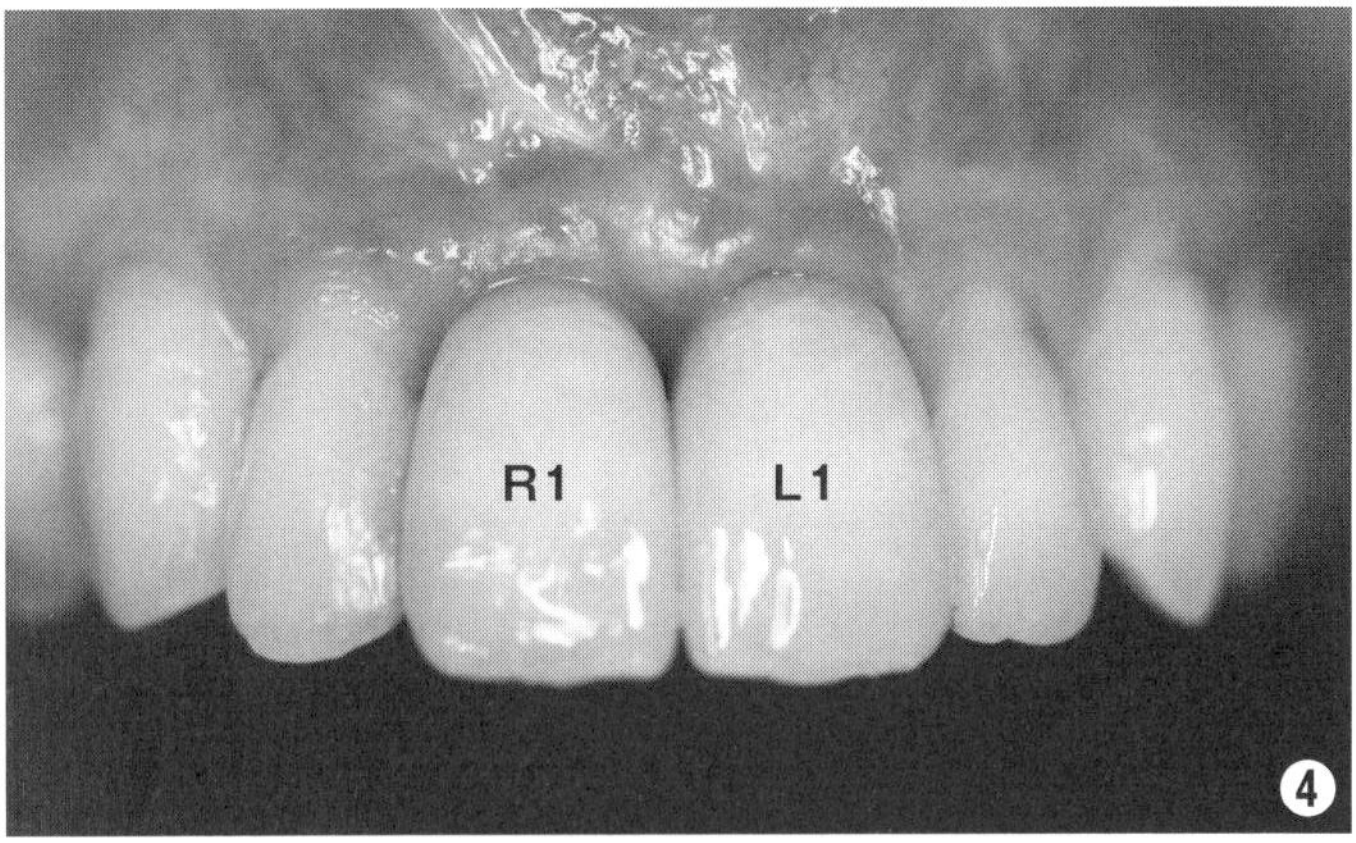

インプラント埋入後6年経過写真（R1はインプラント治療を行った）

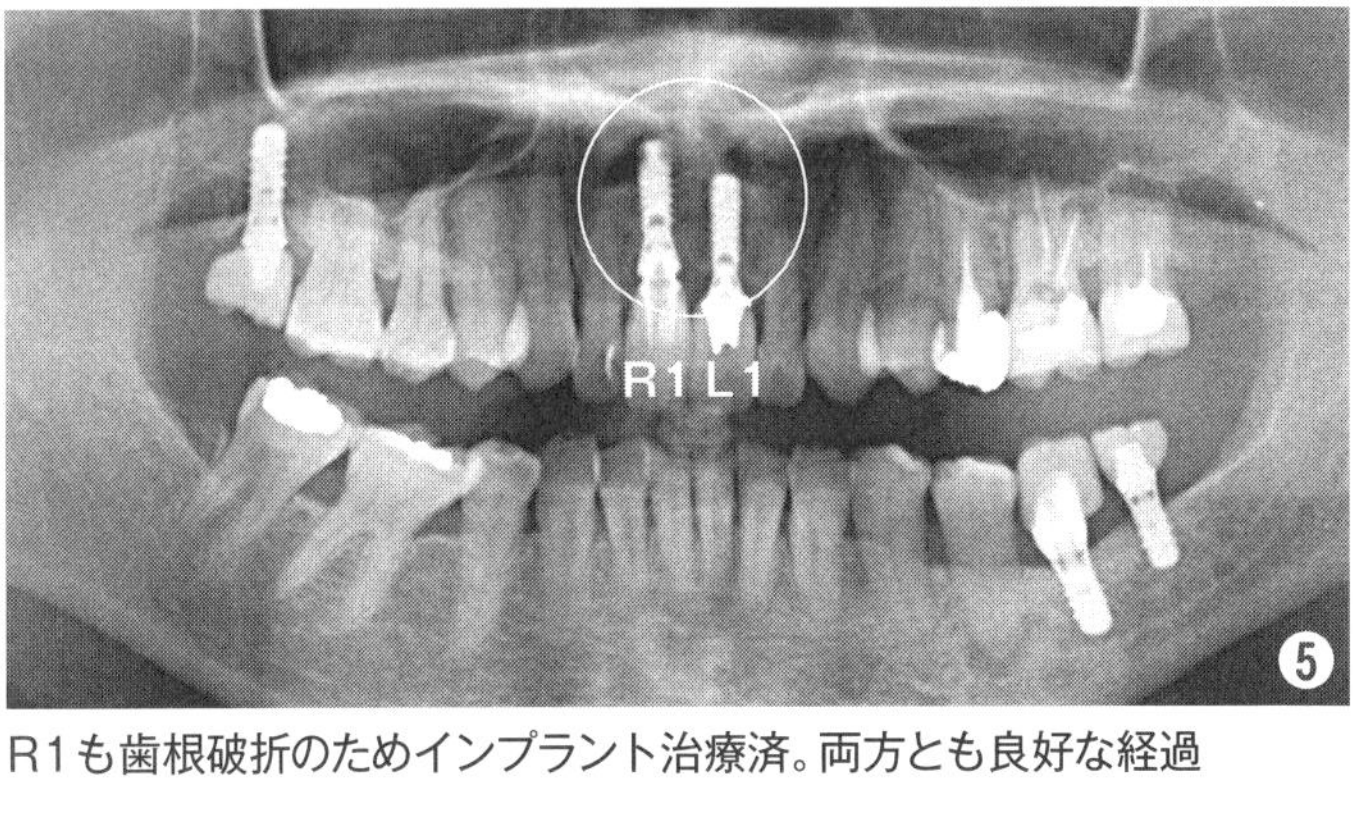

R1も歯根破折のためインプラント治療済。両方とも良好な経過

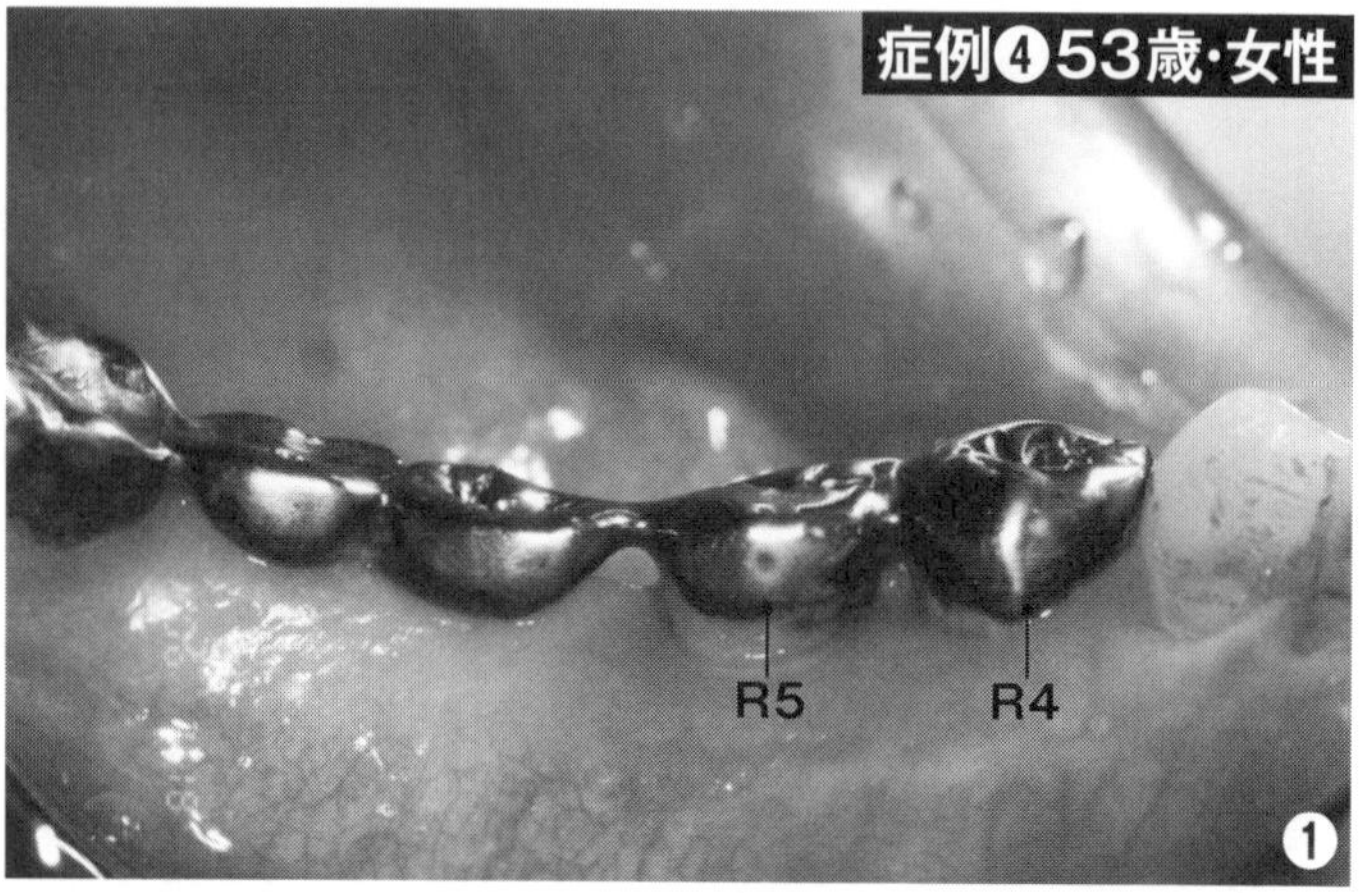

初診時42歳。ブリッジが入っており、咬み合わせ不良と重度歯周病の様相。かつブリッジの軸の歯がぐらついていた

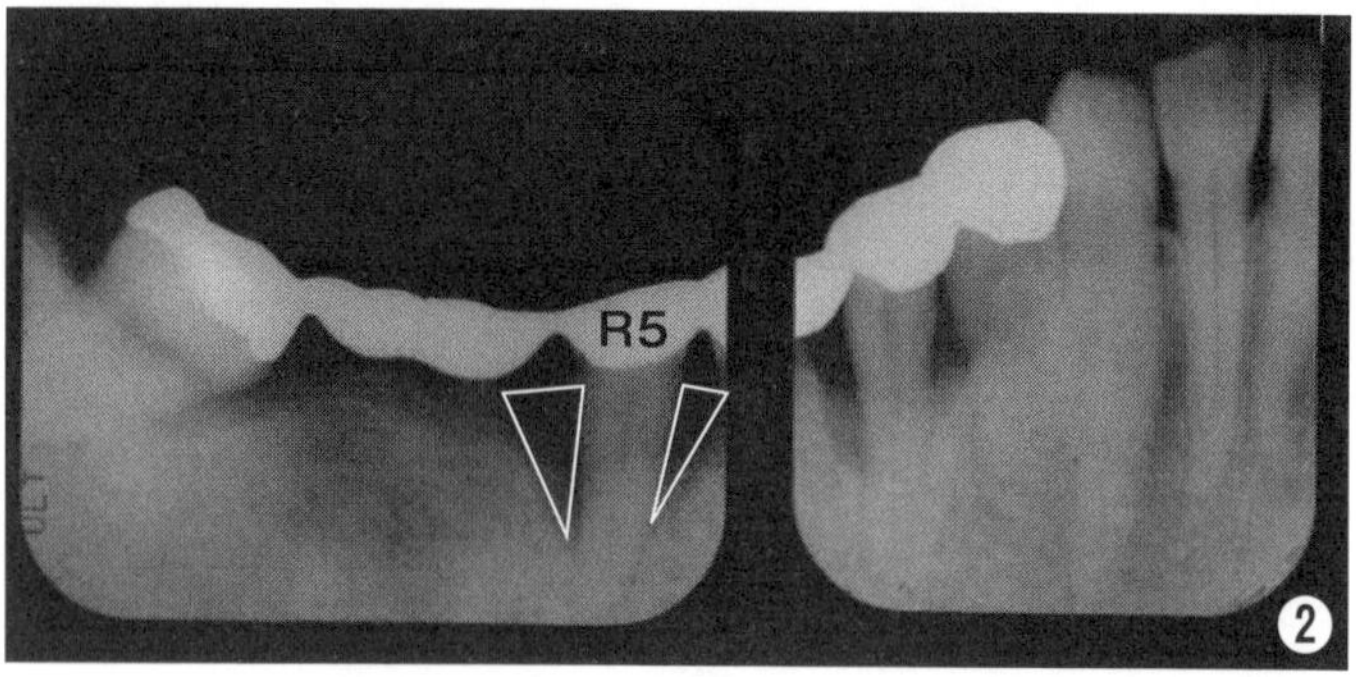

ブリッジのR５部周囲骨が極度に骨吸収しており、重度歯周病が進行している

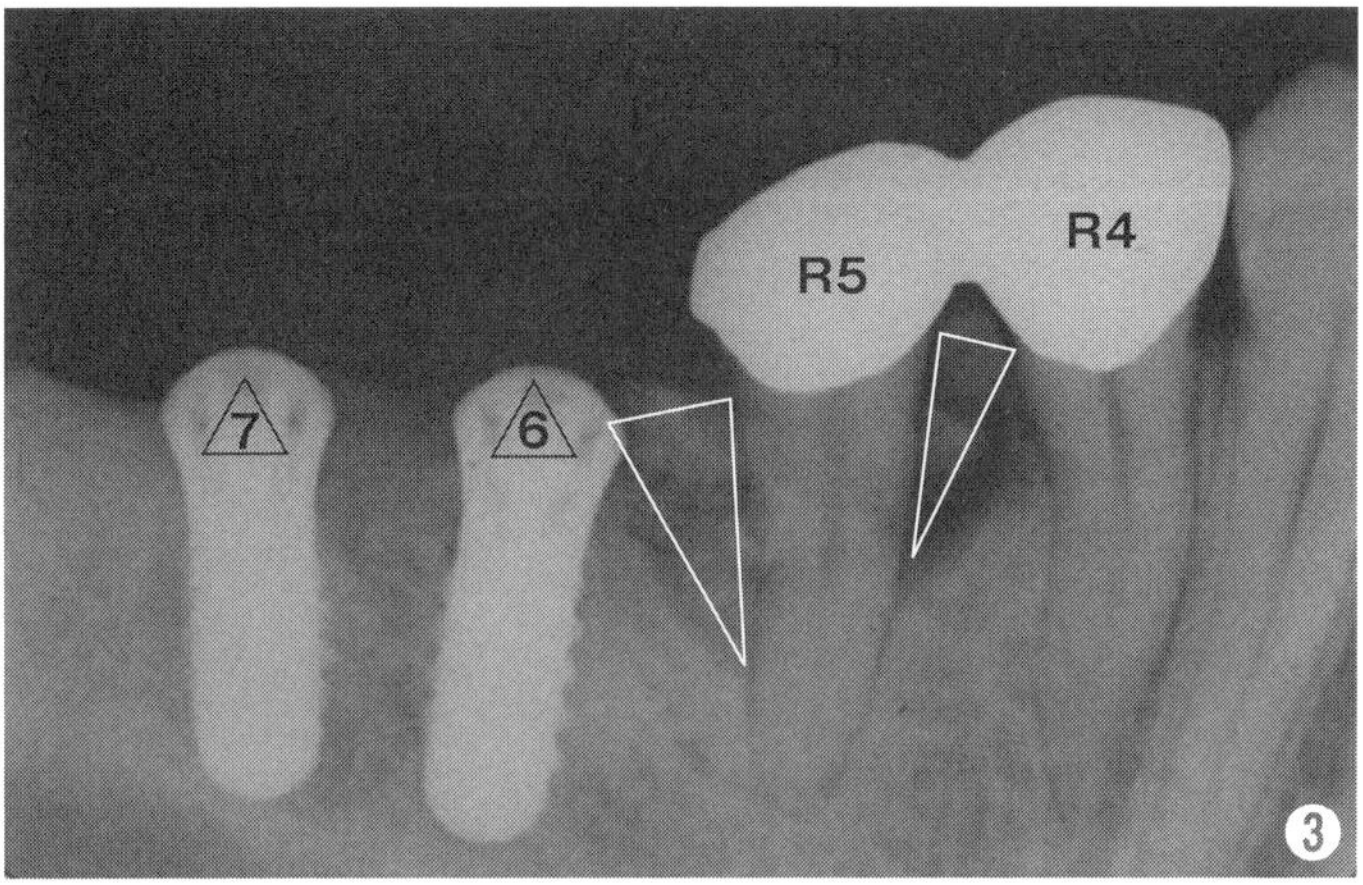

抜歯されていた部分にインプラント埋入と同時に、骨吸収を起こしていた歯に自家骨を移植した歯周病骨再生治療

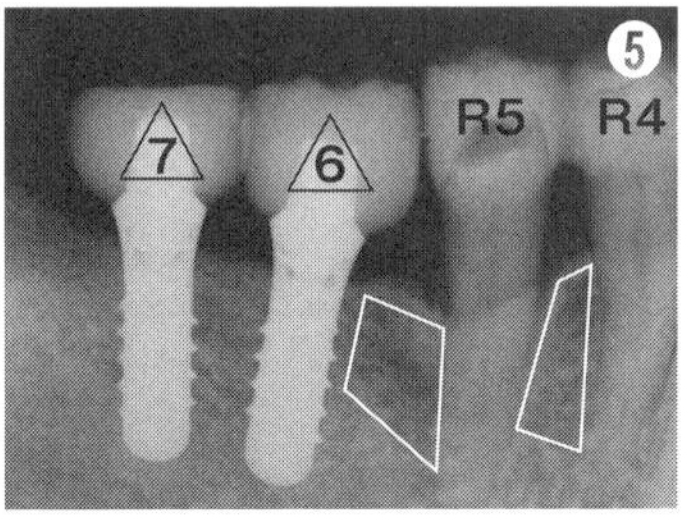

11年経過レントゲン写真。△6のインプラントのおかげでR5周囲の骨も再生。抜歯確定だったR5の歯が健全状態である

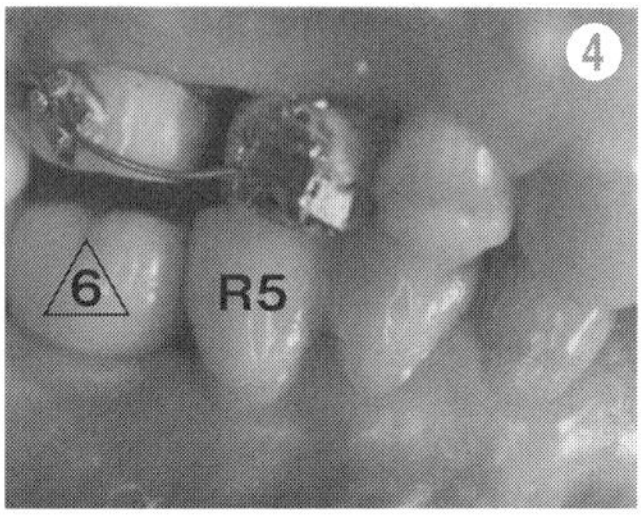

インプラント及び骨再生治療の11年経過写真。上部は矯正中

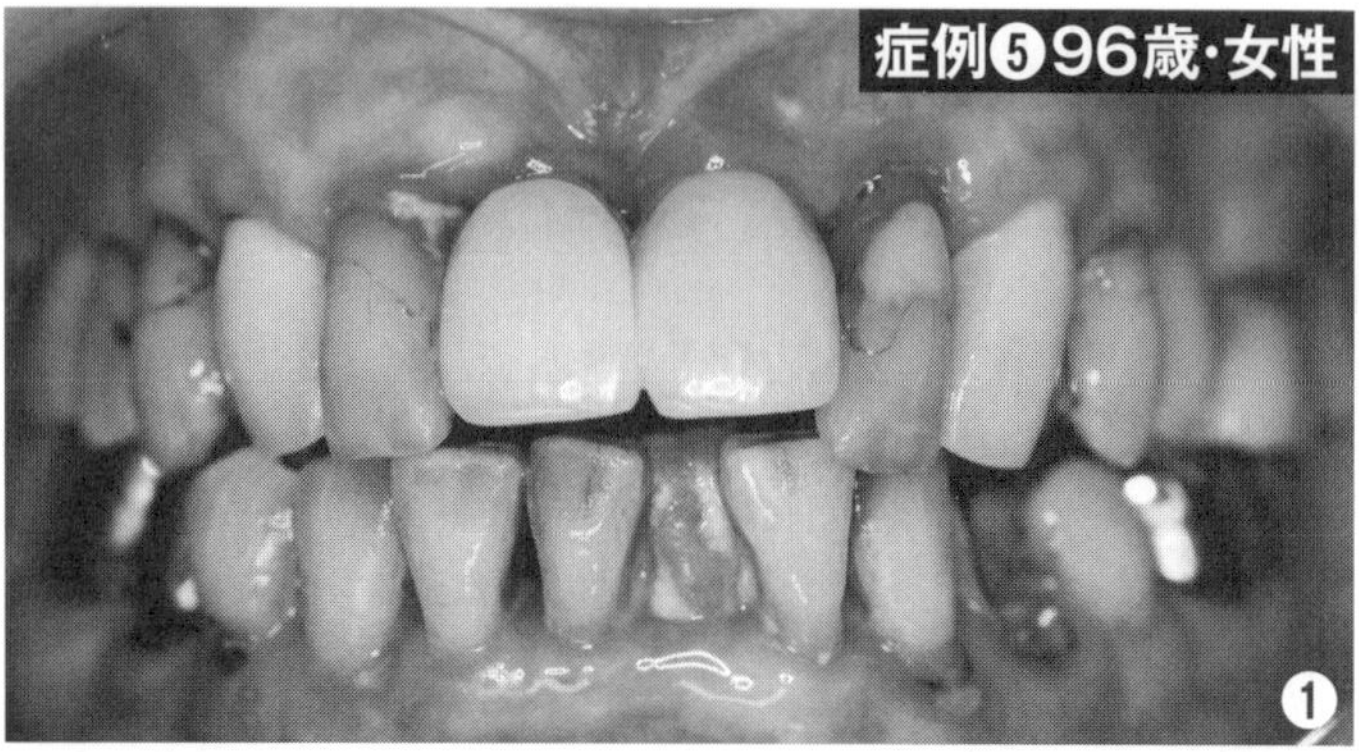

来院時96歳。13年前に埋入したインプラントの状態は良好も、残っている歯に痛みを感じ、物が噛めなくなり、娘さんと来院

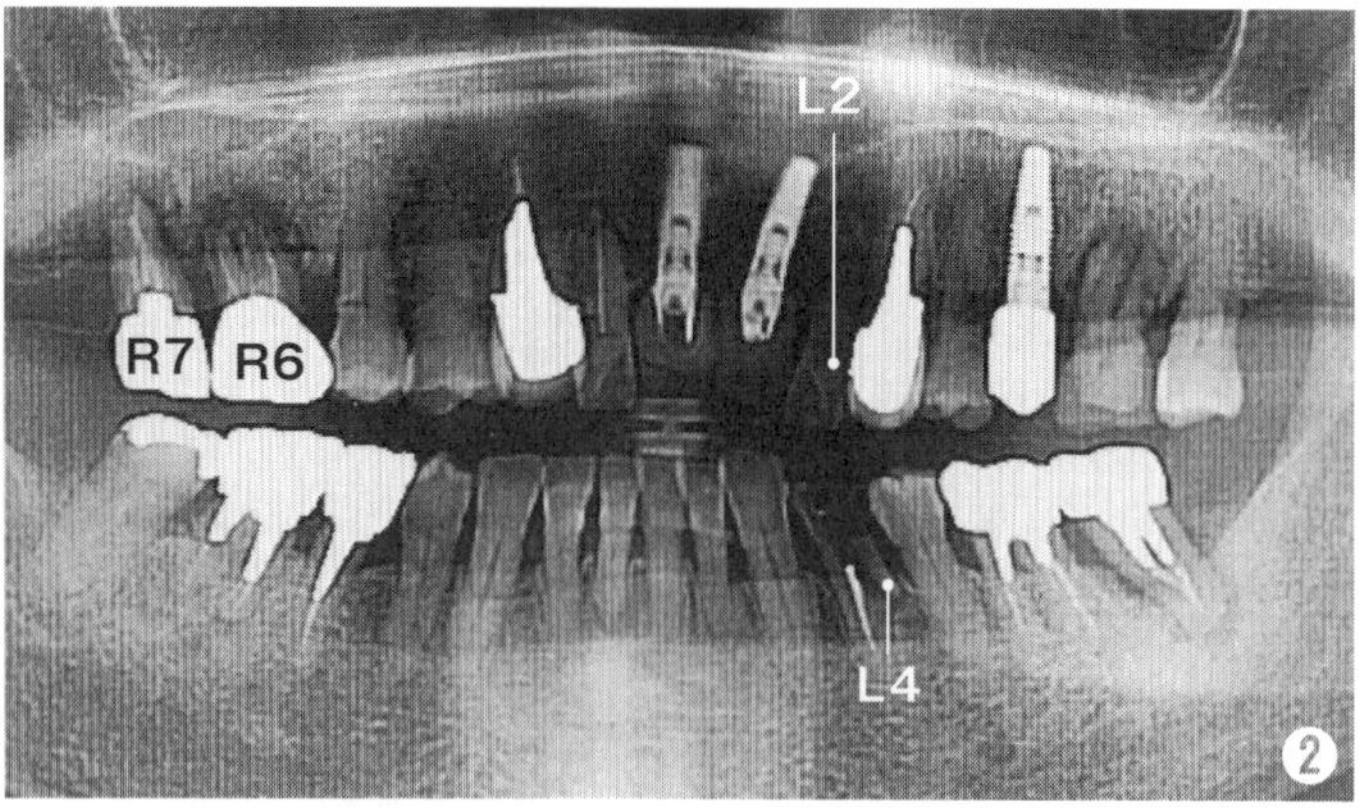

R6、7とL2が歯周病、L4が歯根破折している。高齢ではあったが、管理をしっかりすれば手術可能と判断してインプラント埋入手術を行うことにした

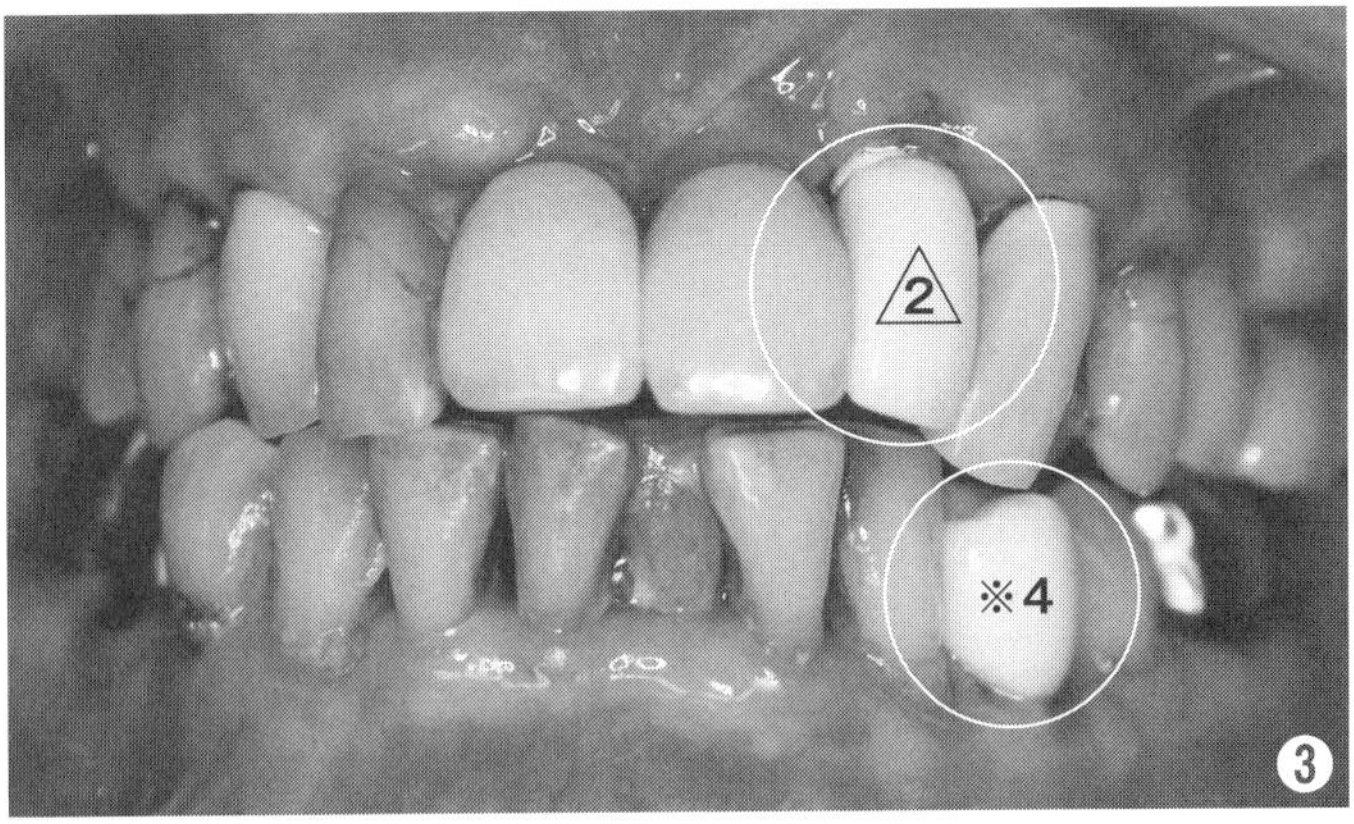

無事に手術成功。仮歯の補綴後。患者さんの容体も問題なし

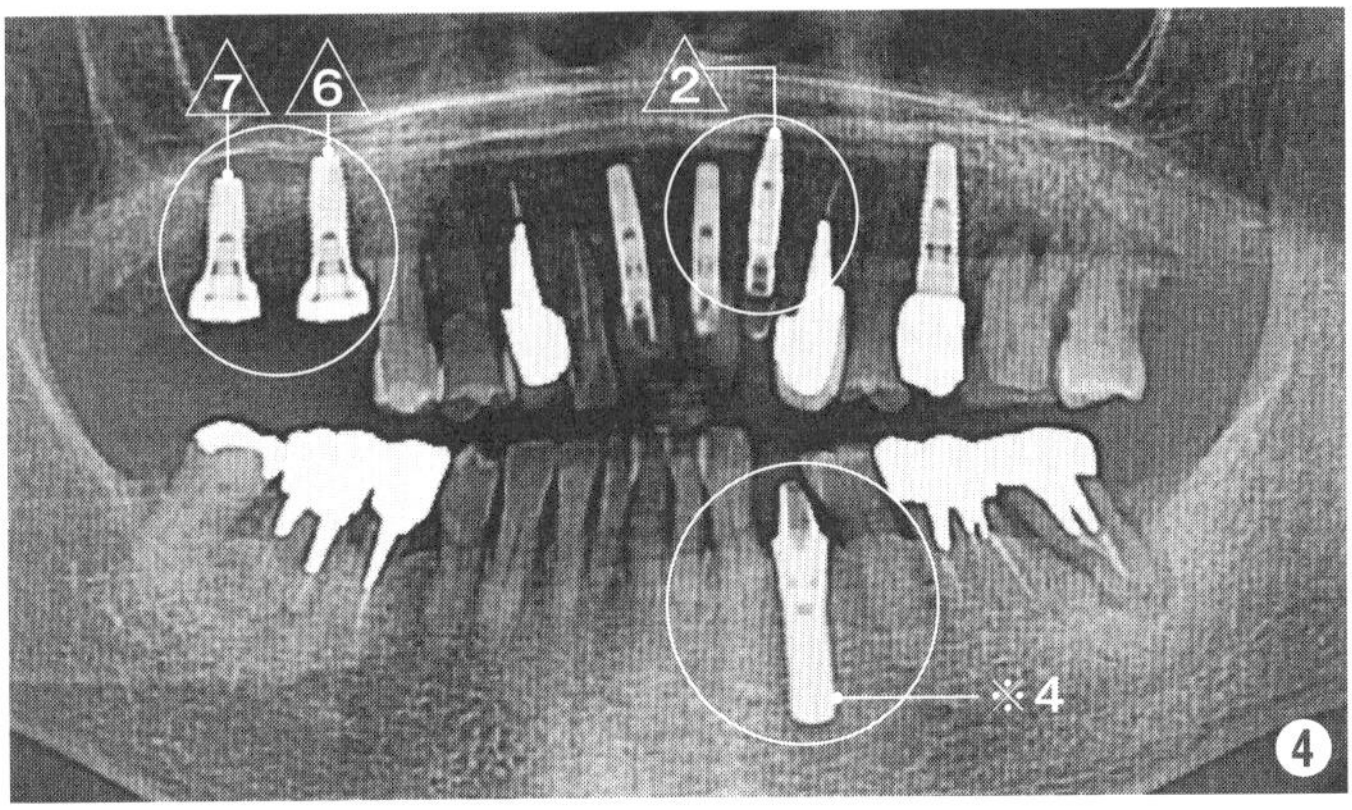

手術1ヶ月後のレントゲン写真。良好な経過を示している

第7章

予防の重要性、予防することによるメリットとは？

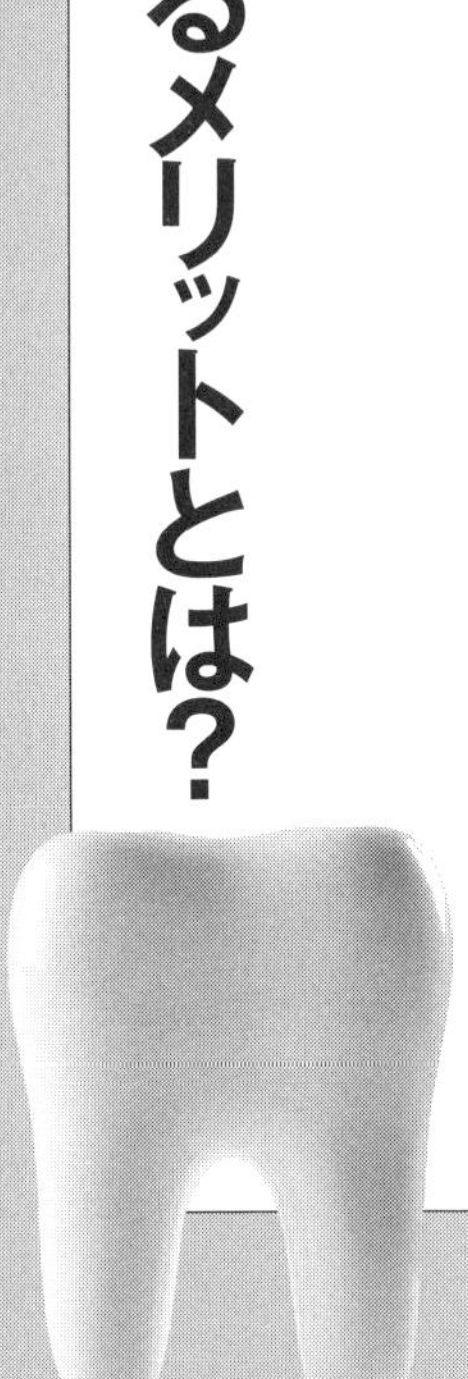

歯もインプラントもメンテナンスが長く持つ秘訣

ご高齢の方が後悔していることの1位は〝歯に気を使わなかったこと〟だそうです。それくらい今のご高齢の方は歯で苦労しているということです。ご高齢の方の歯がなくなる原因は主に歯周病です。悪化してしまった重度の歯周病は残念ながら根治は難しく、抜歯になってしまいます。なので重度の歯周病は、これ以上悪化させないよう現状維持が大切になってきます。歯周病予防に効果的なブラッシングを徹底することで、少しでも進行を抑え維持することができるのです。ですが、ご高齢の方は長い間自己流で磨いている方も多く、歯のブラッシング指導をしてもなかなか受け入れてくれない方もいらっしゃいます。

実際、自分では磨いてるつもりでも磨けていないことの方が多いのです。ですから予防のためには自己流のまま磨くのではなく、正しい角度や位置で、ていねいに磨くことが大切なのです。歯科衛生士が歯磨き指導をしている歯科医院に行って指導に耳を傾け、少し磨き方を見直すだけでかなり状況は変わってくるでしょう。

フィンランドでは歯のブラッシング授業があるくらい、正しい歯磨きはとても重要視されているのです。1日の歯磨き回数でいうと日本は平均2回、フィンランドは平均1回弱なのですが、しかし、国民の虫歯率や歯周病率は圧倒的に日本が高い。いかに日本の国民が自己流の誤まった歯磨きを行っており、いかに正しい歯磨きが重要かということを物語っています。フィンランドでは当然のことながら、高齢になっても歯の残存本数が多いのも特徴です。

歯が弱いのは遺伝だと思っている方や、年を取ることで歯が抜けるのはしょうがないと思ってる方が多くいますが、自分の意識の持ち様と努力次第で歯は長持ちさせることが可能なのです。

インプラントを入れている方もご自身の天然歯同様、的確な角度で、丁寧に磨いてください。歯を磨くブラッシング以外にも歯と歯の境目を磨く歯間ブラシやデンタルフロス、スーパーフロスの使用が大切です。磨き方や、歯間ブラシ、デンタルフロス・スーパーフロスの通し方がわからない方は専門である歯科衛生士に教えてもらうとよいです。1人1人磨き残している箇所や磨きづらい場所をしっかり教えてくれる歯科医院をお探しください。そうすることによりインプラント周囲炎のリスクを大幅に減らすことができるのです。そして、インプラントもより長く保つことができます。

また、寝てる間の歯ぎしり等が気になる方は歯科医に相談の上、マウスピースを作るのも歯が割れるのを防ぎ効果的です。

音が鳴らない歯ぎしりもあるので気が付かない方もいらっしゃいます。それは食いしばりと呼ばれるものです。左右前後に歯ぎしりすると音が鳴りますが、食いしばりは奥歯でものすごい強さで噛むのですが、音が鳴らないので周りも気が付きにくいのです。

寝ている間の歯ぎしりは自分では気が付かない方が大半ですが、通常噛むのとは比べものにならない程強く噛みしめてしまうことがほとんどです。当然強い歯ぎしりをすると奥歯に負担がかかり、歯が割れやすくなり、それが抜歯へつながります。日々、ていねいなブラッシングを行なっていても寝ているときの歯ぎしりによる歯への負担は防げませんので、歯ぎしりをしている自覚のある方は早めに対処するとよいでしょう。

治療した歯もインプラントも入れたらお終いではなく、その後のメンテナンスが非常に重要です。そのメンテナンスができるかできないかで歯、そしてインプラントの寿命はまったく違ってきます。

歯の寿命に差をつけるブラッシングとは？

自己流で正しいと思って磨いていても、磨き残しやすい場所まではわからない場合が往々にしてあります。そのようなときは、専門知識のある歯科衛生士に磨き残ししやすい場所や磨き方を教えてもらうとよいでしょう。

歯周病菌は空気に接すると死ぬ菌なので、歯ブラシの先を歯周ポケットに入れ、ブラッシングすると効果的です。歯周ポケットに空気を入れる磨き方のポイントは、列が少ないハブラシで歯と歯茎の境目に当て小刻みに振動させることです。

普通のハブラシは列が４〜５列あるものが多いですが、歯周病に適したハブラシは

2列の列が少ないハブラシです。その列の少ないハブラシで歯茎の境目の歯周ポケットに毛先を入れ込む方法で磨くことで小さな隙間にも入っていくことができます。

電動ブラシの効果についてよく聞かれますが、電動ブラシでも普通のハブラシでも汚れが取れればよいのです。電動歯ブラシは振動数は多いですがブラシの形が大きすぎることが多く角度をつけづらいので、私は電動歯ブラシよりも普通のハブラシで角度をつけて磨く方が効果的だと考えています。

ハブラシの種類よりも1番大事なのは毛先が歯と歯茎との境目に当たることです。歯と歯茎の境目を当てる角度は45度に傾けて磨くのがベストです。また、歯並びが前後に重なっている場合は1本1本磨く必要があります。ハブラシを立ててハブラシの頭の部分だけ当てて、かき出すように磨くとよいです。インプラントや被せ物の入った歯の場合は、普通の歯に比べて歯と歯茎の境目がくびれていることもあるので、角度をつけて磨く必要があります。1人1人磨く場所によってハブラシも当て方を変え、的確に磨くことが大切なのです。

2列歯ブラシ

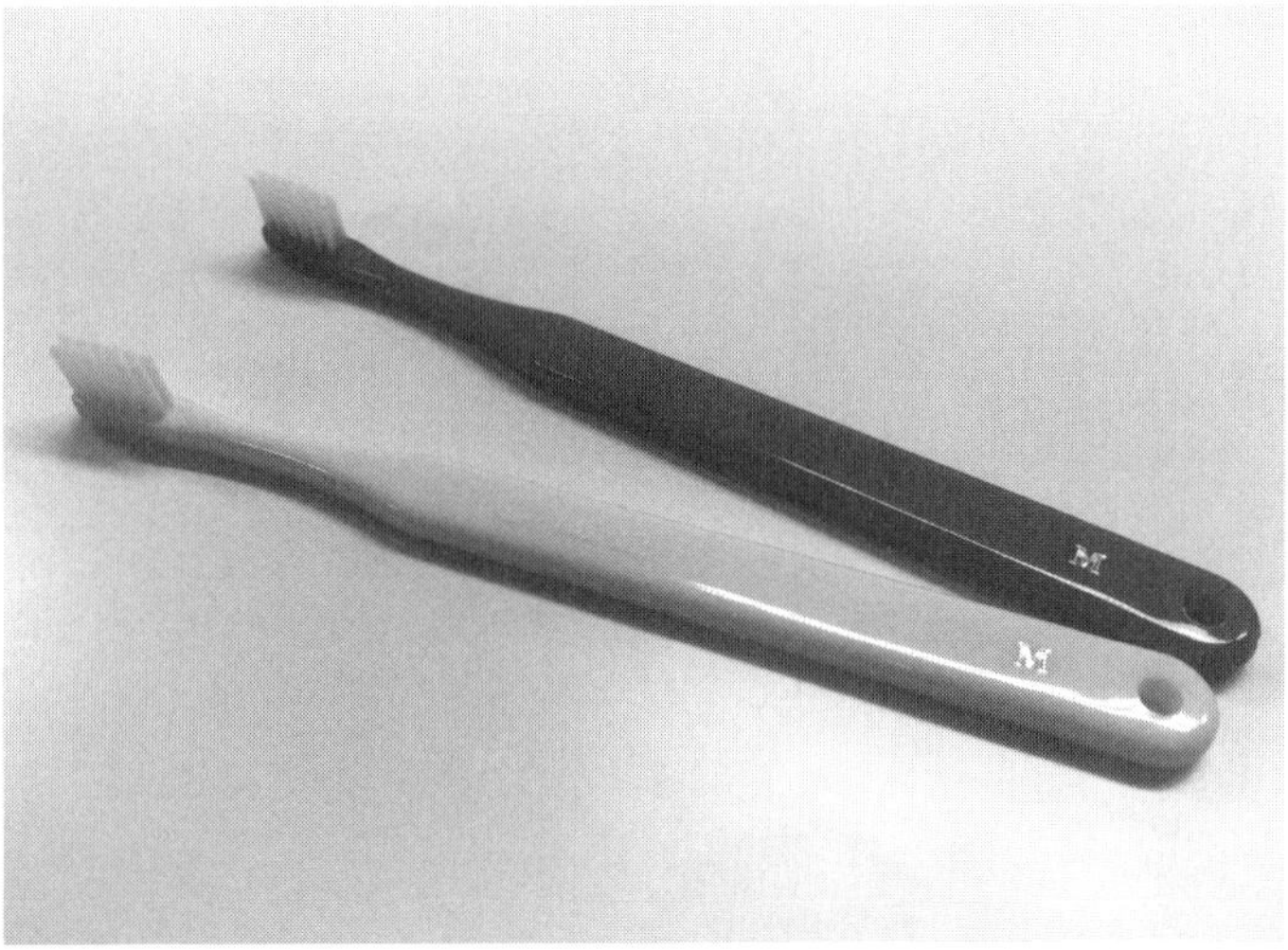

歯周ポケットに入り込むのでお勧めの歯ブラシ

また、ハブラシだけではなく歯と歯の間も清掃する必要があります。そのためには歯間ブラシかフロスを使用します。歯と歯の間は汚れが挟まりやすく虫歯や歯周病になりやすいのです。

歯と歯（歯茎）の間隔が広ければ歯間ブラシ、ブリッジが入っておらず1本1本歯がある方はフロスを通すことをお勧めします。理想は毎食後通すことですが、時間がない方は夜寝る前だけでもしっかりと通すことが望ましいです。寝ている間は細菌は繁殖しやすい環境だからです。ブラッシングは歯ブラシの他補助用具を使用し、徹底して行うことで口腔内の細菌は減少するのです。

次にブラッシング時間ですが、普通の口腔状態でしたら大体4~5分以上。歯周病が悪化してる人ならもっとブラッシングに時間をかける必要があり、それが最善の治療法だと思って習慣化することが非常に大切です。

正しい歯磨き指導は1人1人違うオーダーメイドです。というのも全員の歯が同じ形や同じ向きに生えているわけではありません。ですから、歯を本から得た知識で同じように磨いてしまうと必ず磨き残しが発生してしまいます。

歯周ポケットに空気を入れる磨き方

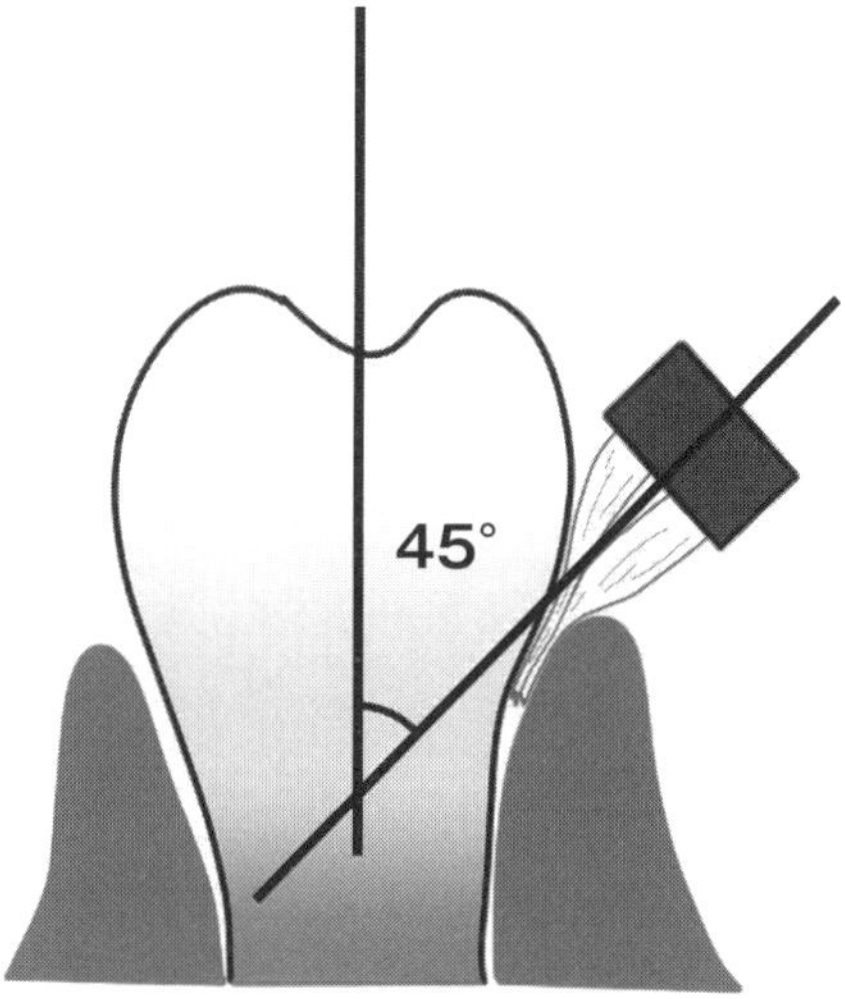

歯と歯茎の境に45°で毛先を当てる

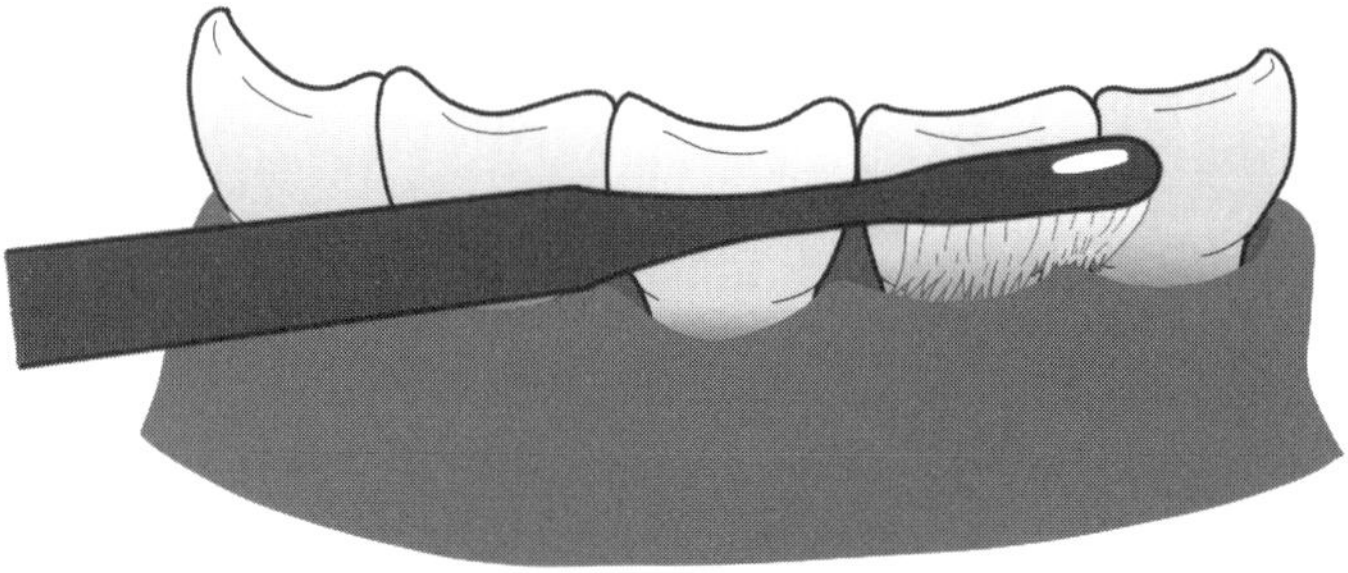

横に20回くらい小刻みに動かす

また、磨き方の種類も何通りかあるので、本を見ただけでは自分にはどの磨き方が合っているのか判断することができません。そこで、専門家である歯科衛生士に指導してもらうのが理想的なのです。

私の歯科医院の歯科衛生士は、患者さん1人1人にきちんとブラッシングがきちんとできているのかを確認しています。こうやって歯科医師と歯科衛生士が一丸となってブラッシング指導を徹底している歯科に通えば歯は確実に残ります。

歯周病が原因で抜歯されている方やインプラントを多数本入れている方は定期検診は数ヶ月に1回が理想で、インプラント1本〜数本入れている人は半年に1回の受診が最適です。いわば、経過をよくし長持ちさせるための確認とも言える大事な作業です。

正しいブラッシング、定期検診を行うことで確実に歯の寿命は延びます。最先端の歯科医療地域である北欧では予防をメインで行っているので、80歳になって歯が残っている数はなんと日本の80歳に比べ2〜3倍も多いのです。そして、日本と比べても

ブラッシング補助具

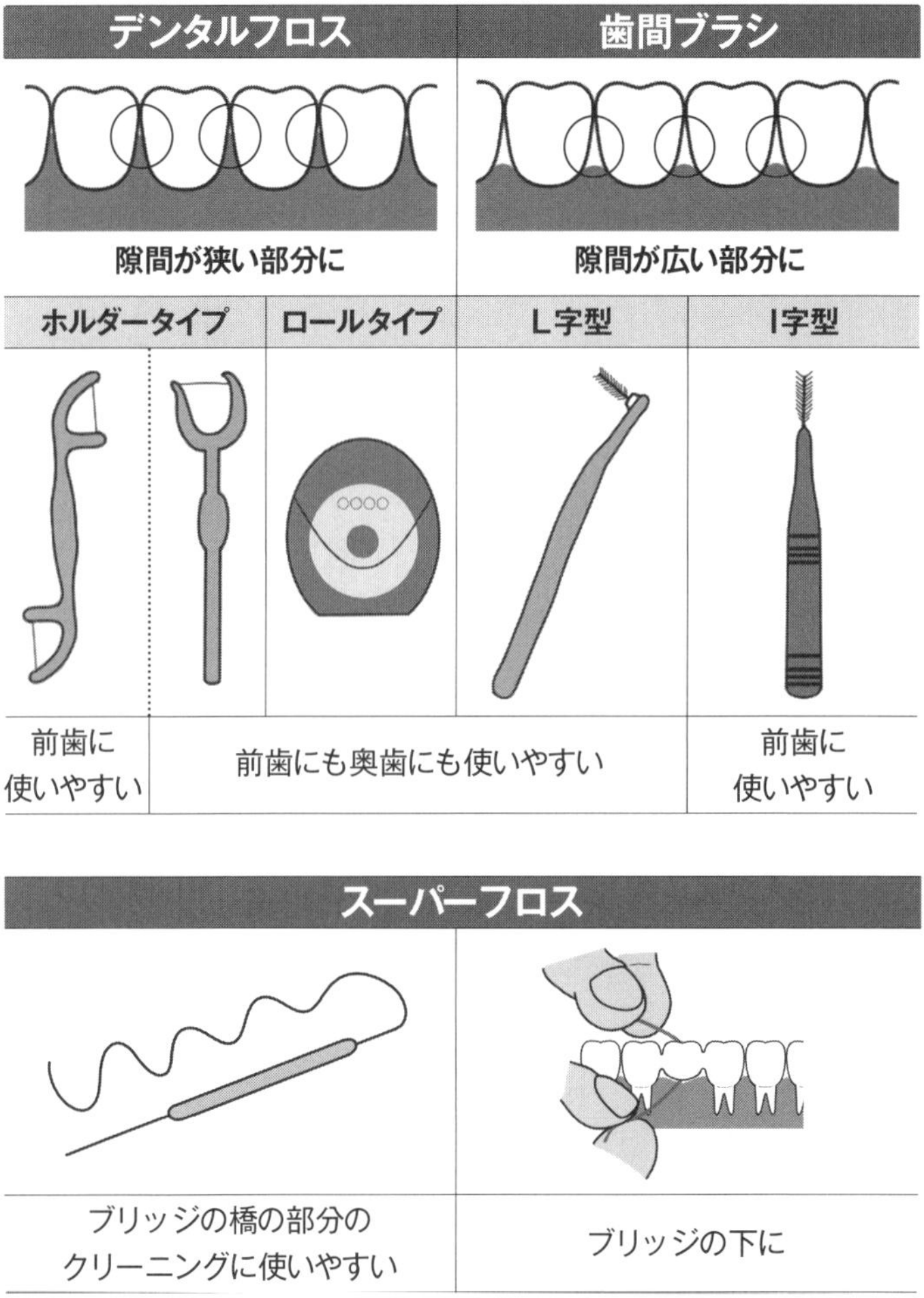
デンタルフロス
歯間ブラシ
隙間が狭い部分に
隙間が広い部分に
ホルダータイプ
ロールタイプ
L字型
I字型
前歯に
使いやすい
前歯にも奥歯にも使いやすい
前歯に
使いやすい
スーパーフロス
ブリッジの橋の部分の
クリーニングに使いやすい
ブリッジの下に

健康寿命が長く介護期間が短いのです。

くり返し述べていますが、日々のブラッシングの重要性を知り、きちんと磨くことで歯の寿命だけではなく健康寿命も延ばすことができるのです。

1番安上がりな治療は予防！

日本という世界でもトップクラスの先進国の国民が、なぜこんなにも歯に気を使わないのでしょうか。年を取ればいずれは入れ歯になるという考えを改め、一生入れ歯にしないという気持ちと取り組みが大事です。

中には歯の大切さを知ってはいても、予防歯科（処置）は保険適用外なので高額に思いなかなか通えない方もいるかと思います。

もちろん、自己管理を徹底して日々正しいブラッシングを続けることが理想的ですが、しかし、例えば歯石とりなど、専門家でなければできない予防処置もあるので継続的に受診すべきです。仮に、予防歯科で定期検診を年に2回で2万円と多めに見積もっても、30年で60万円。半年に1度のペースで検診をすれば歯周病の進行も間違いなく抑制できますし、当然虫歯の予防にもなります。

健康な歯をお持ちの方なら年に1回のペースで歯石取りに歯科医院に行くだけでもまったく行かない方に比べれば効果は大きいと考えます。

虫歯や歯周病が原因でインプラントを入れなければならなくなった場合1本が40～60万ですので、そんな余計な出費をしなくてもよいことを考えれば、予防歯科（処置）での定期検診は長い目で見れば高い出費ではありません。

人それぞれの考え方にもよりますが、歯の残存本数と健康寿命の関係を考えれば、年をとっても歯を残すための予防にある程度お金をかけることは決して高くはないのではないでしょうか。

虫歯や歯周病になってしまったら、保険外診療を組み合わせたり審美的な治療を行う場合、インプラント以外の治療でも費用は結局１００万を超えてしまうことも多いかと思います。

歯周病が悪化すれば長期間歯医者に通う羽目になるのでさらに高額な治療費になってしまうケースもあるでしょう。しかもその結果歯を失い、健康寿命を損なうことにつながります。

治療をくり返し行った歯の経過を観るとどうなってしまうかおわかりいただけるでしょう。一般的に言われていることは、同じ歯を5回治療したら、その歯が抜歯に至ってしまう確率が有意に上がるということです。

歯を残したいなら悪くなってから治療のために歯科医院に行くのではなく、悪くなる前に予防、定期検診、クリーニングのために歯科医院に行くことが大事です。

〝治療〟に力を入れるよりも、〝予防〟に力を入れることによって歯の健康だけではなく、全身の健康も手に入れることができ、コストの面や時間さえも有効に使うことができるのです。

本書はインプラントの本ではありますが、できれば読者の皆さんにはインプラントなど入れずに死ぬまで健康な歯を維持していただくことを願っています。

保険外治療費比較表

	代表的治療法	治療内容	おおよその治療費（保健外診療）
歯の保存治療	根管治療	虫歯が進行した時神経を取る根の治療	5～15万／本
	歯周病治療	骨が溶ける歯周病を食い止める	10～50万（本数による）
	矯正治療	歯を削らずに審美的、咬み合わせの治療	40～200万
欠損した場合の治療	ブリッジ	歯が欠損した時の欠損歯を補う治療	30～45万
	入れ歯	歯が欠損した時の欠損歯を補う治療	10～80万
	インプラント	歯が欠損した時の欠損歯を補う治療	40～60万／本

最後に――

私は初め、インプラント歯科ではなく予防専門の歯科医になろうと考えていました。学生のときから健康な歯を削ったり抜くことに疑問を感じていたからです。

そんなとき、25年前にタイミングよくインプラントに出会い、インプラントについて勉強することになりました。それ以前のインプラント治療は経過がよくないものばかりで批判を受けていたのですが、私の卒業したての頃に、今の主流になっているオッセオインテグレートインプラントが欧米で主流になっていたので興味を持ちました。

そこからは寝る間も惜しんで24時間、朝も夜も勉強に励み、休みのときは海外含め色々な勉強会に参加しました。学んだあとは観光もせず休む暇なく帰宅し再び勉強。そういった生活を10何年以上も続け、時間もお金もインプラントの勉強につぎ込んできましたが、これが趣味なので私にとっては天職だと思っています。

歯科医を辞めたいと思ったことは1度もありません。物が噛めずにノイローゼになっていた人がインプラント治療後、生き生きしながら帰る姿を見たりするとうれしくなりますから。それが私のモチベーションにもつながっているのです。

24年前、義父である柴田一美から開業して50年の信頼と実績のある東京日本橋の歯科医院を引き継ぎました。当初、義父とはインプラント治療に対しての考えが完全に違っていました。診療室内で何回もけんかしたほどです。確かに30年〜40年前のインプラント治療は経過が悪く批判を受けていたこともあり、わからないでもないのですが義父に理解してもらえるまでは本当に大変でした。

義父の診療所でなんとかインプラント治療を行わせてもらいましたが、月日が経つにつれ経過の状態などがわかるようになってきました。7〜8年経ってからでしょうか。「インプラント治療なんてとんでもない」と言っていた義父が、経過のよさと患者さんの感謝の言葉を聞き、なんと自らインプラント治療をしてほしいとお願いしてきたのです。私には信じ難い思いでした。

2年前他界した義父の口の中には私の入れたインプラントが2本入っておりました。

最近では、ヨーロッパのインプラント学会やアメリカのインプラント学会へ行き、韓国ではセミナーを開いています。世界のインプラント治療数3位である韓国の延世大学で日本人歯科医師向けセミナーのコーディネーターをやっています。日韓問題などありますが、私は学術的にはフェアに見ています。

どの分野どの国でもピンキリがあります。人種の違いで交流しないというのはよくないですし、もったいない話だとも思っています。医療は日進月歩です。技術も材料も機材もどんどん進化していきます。外から何も取り入れないということは耳に栓をし、情報を掴めないのと同じなので遅れをとるということになります。なので医師は日々学会などの勉強会に積極的に参加し、勉強すべきでしょう。患者さんや医療従事者からも信頼されるよう、約束事を守って誠心誠意治療することが大切なのです。

よい所はお互いに吸収し刺激しあい常に進化し続け、皆様が快適な老後を過ごせるようにサポートしたいと思っております。

この本を手に取って頂いた皆様が、よいご縁に出会えますよう願っております。

2018年5月

日本橋インプラントセンター　所長

玉木　仁

玉木仁 Hitoshi Tamaki
1960年新潟県生まれ。新潟大学歯学部卒業。歯学博士（東京医科歯科大学）。安易に健康な歯を削ることに疑問をおぼえ、予防歯科医を目指すも25年前にインプラント治療に出会う。インプラントこそが健康の歯を無駄に削らずに済む「予防」を兼ね備えた治療法だと確信し、以後インプラント治療と研究にまい進する。一生快適に過ごすためには「予防とインプラントは車の両輪」を信念とし、世界最先端のインプラント技術を修得している国内有数の歯科医。歯科医師向けのインプラント研修会講師や自ら研修会も開催。国際インプラント学会専門医・指導医。日本口腔インプラント学会専門医。アメリカインプラント学会　アクティブメンバー。欧州インプラント学会　アクティブメンバー。ニューヨーク大学インプラント科CDE修了。ベルン大学,チューリッヒ大学,ハーバード大学,UCLA,ペンシルバニア大学,各大学のインプラント学科アドバンスコース修了。東京八重洲の「日本橋インプラントセンター」所長。

1万本治療した名医が実証した
長生きインプラント

2018年7月4日初版第一刷発行

著者　玉木仁
発行人　松本卓也
発行所　株式会社ユサブル
〒103-0014　東京都中央区日本橋蛎殻町2-13-5　美濃友ビル3F
電話：03（3527）3669
ユサブルホームページ：http://yusabul.com/
印刷所　株式会社シナノパブリッシングプレス
編集協力　福田知世
坂本享哉（株式会社　本）

ISBN978-4-909249-13-5
定価はカバーに表示してあります。
落丁・乱丁本はお手数ですが小社までお問合せください。

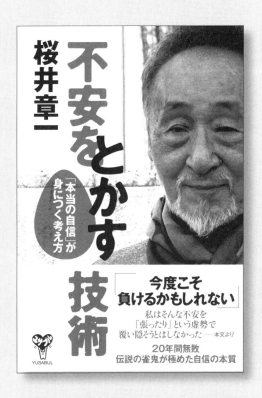